Dedicado a mis hijos Shawn y Brian, ya que fueron mis mejores maestros. A mi esposo Miguel, por apoyar mi maternidad y lactancia al máximo. Y a todas esas madres y criadores que de una forma u otra compartimos y aprendimos las unas de las otras.   ¡Gracias por permitirme ser parte de sus vidas!

Tabla de Contenido

I.   El sueño infantil

Introducción al sueño infantil

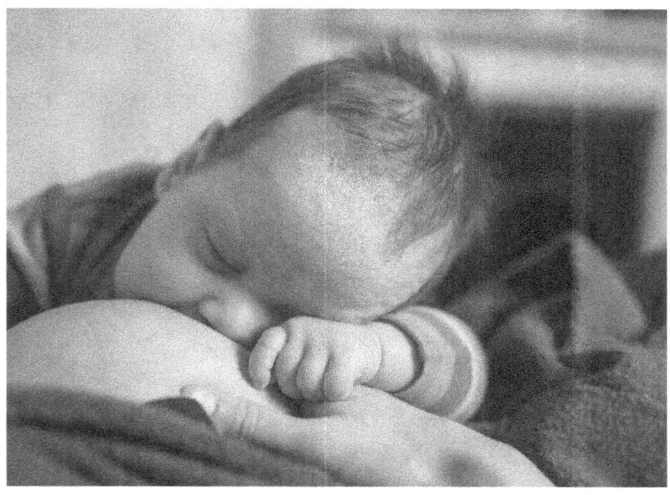

El sueño de nuestros bebés se ha convertido en motivo de preocupación de muchos criadores. Sin embargo, no era así en otros tiempos. ¿Te acuerdas de que cuando te criabas? De seguro había más crías que habitaciones en el hogar. Esto es debido a que "antes" no se esperaba que la cría durmiera sola. Nos dormían en brazos; lo más seguro en un sillón; y no faltaba la canción de cuna.

Ahora las cosas no son así; nuestro sistema económico obliga muchas veces a que ambos criadores trabajen fuera del hogar, y para el colmo, nuestra sociedad no es muy amiga de los niños—se ve el contacto físico entre criadores e hijos con desprecio…

...y sin faltar las amenazas apocalípticas:

- ❖ *"¡Si lo cargas lo malcrías!"*

- ❖ *"¡Si lo duermes en tus brazos se acostumbrará!"*

- ❖ *"¡Si lo duermes al pecho se acostumbrará!"*

- ❖ *"¡Déjalo llorar para que no llore de vicio!"*

- ❖ *"¡Si lo dejas dormir, aunque sea una vez en tu cama, de ahí no saldrá nunca!"*

- ❖ *"¡Si no aprende a dormir desde chiquito, de grande va a tener problemas serios!"*

Hoy en día prácticamente las canciones de cuna están prohibidas, e igual los cuentos. Los criterios de alimentación infantil son como los de los pollitos—horarios estrictos, onzas calculadas, poco contacto humano—en fin, ¡¡¡una sociedad llena de mitos!!!

¿Cuántas veces hemos escuchado a criadores decir orgullosamente que su bebé duerme *"toda la noche"*? Si estás leyendo estas páginas lo más seguro tu bebé no es uno de estos *"bebés milagrosos"*. La realidad es que científicamente se conoce como *"dormir toda la noche"* al sueño no interrumpido de 5 horas. Si el bebé está durmiendo al menos 5 horas, pues en realidad sí está durmiendo *"toda la noche"*. Si el bebé no está durmiendo

5 horas sin interrupción, no estamos solos. Es normal que aún el bebé que un día durmió toda la noche de repente comience a levantarse en la noche más frecuente.

La realidad es que no es hasta los 3 años que los infantes comienzan a tener un patrón más maduro de sueño, parecido al de nosotros los adultos. ¡Hay que tener en cuenta que el sueño es un proceso evolucionario—TODOS VAN A DORMIR EVENTUALMENTE!!! Pero para esto, tenemos que aprender cómo evoluciona el sueño infantil. Pero para que logremos que nuestro bebé disfrute la hora de acostar, como también que se mantenga dormido, es importante que conozcamos los principales principios del sueño.

El sueño del recién nacido

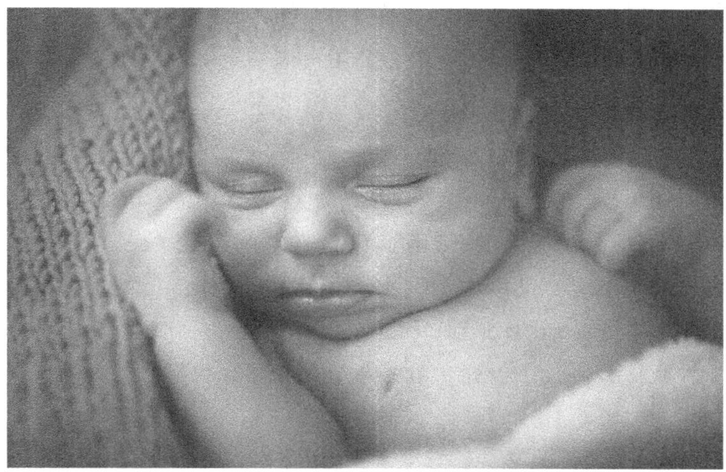

La etapa cuando el bebé es un recién nacido es una etapa de recuperación, de ajuste, de enamoramiento, de confusión y a veces de frustración.

Todo el mundo tiene una opinión diferente en cuanto al sueño del bebé y de cómo los nuevos criadores debieran manejarlo. Sin embargo, muchos de estos "consejos", no importa cuán bien intencionados sean, muchas veces son erróneos y pueden causar efectos dañinos y negativos tanto en la crianza como en el desarrollo del bebé. Es por esto por lo que mientras más conocimiento tengamos sobre el sueño infantil, mejor serán las decisiones que tomemos.

En los primeros meses de vida de un bebé el sueño en realidad es relativamente simple; el bebé duerme cuando está cansado (es casi imposible forzar a un bebé a dormir) y se despierta cuando no está cansado (también es difícil despertar a un bebé cuando está durmiendo profundamente).

Un dato bien importante que tenemos que realizar es que los bebés nacen con un estomago pequeñito. El bebé está diseñado de esta manera para que sus alimentaciones sean PEQUEÑAS y FRECUENTES. Es por esto por lo que es ridículo y no realista el que la meta sea que el bebé se acueste a dormir por la noche y se levante al otro día en la mañana sin levantarse para alimentarse.

Primero que nada, los bebés no nacen sabiendo nada de horarios, ni de que es el día, ni que es la noche. Es por esto por lo que es poco realista que esperemos que los bebés duerman 8 horas de corrido. Los bebés se levantan frecuentemente debido a que esto es requerido por su mismo metabolismo—el cerebro necesita desarrollarse, y el levantarse frecuente es parte del sentido de supervivencia, donde el bebé necesita alimentarse frecuentemente para sobrevivir.

Algunas personas piensan que los bebés que se levantan frecuente son unos "manipuladores" o que los criadores los están malcriando al atender sus necesidades. Esto es todo falso. Si miramos en el pasado, las familias hacían atendían a sus hijos casi instintivamente. Se le cantaba, arrullaba y mecía a los infantes para dormir, y había menos habitaciones en los hogares que crías. El atender las necesidades de nuestras crías, es la forma en que estas desarrollan la confianza.

Cuando se comparte el sueño con el bebé, especialmente cuando se da el pecho, inconscientemente se dejan atrás todas las preocupaciones del día. Esto es porque la lactancia suprime la respuesta hormonal del cuerpo al estrés (por ejemplo, el cortisol), lo que deja a la persona lactante más tranquila.

Por otra parte, no solo la lactante se beneficia de compartir la cama con el bebé. Ambos criadores se benefician, ya que el compartir la cama ayuda a establecer un enlace más fuerte con el bebé.

Comparando el sueño de adulto vs. el sueño del bebé

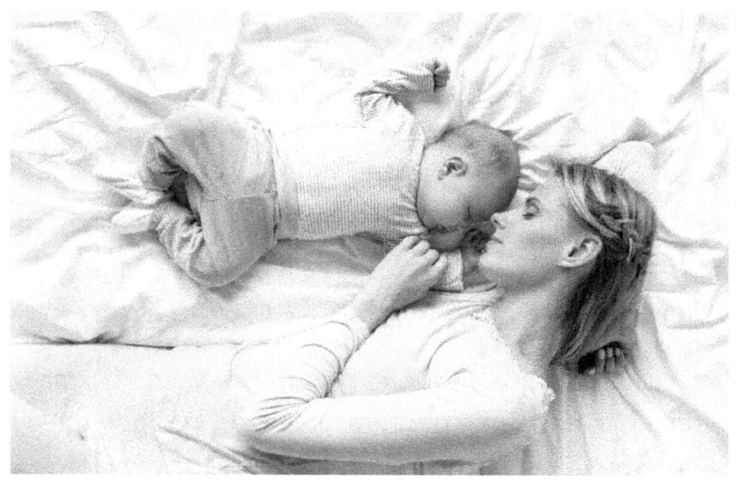

Los adultos, luego de vestirse o desvestirse para acostarse a dormir, utilizan diferentes técnicas para relajarse, antes de quedarse profundamente dormidos. Entre algunos de los "rituales del sueño" se encuentran el leer, el escuchar música, el ver televisión, tener relaciones íntimas, etc. Una vez los adultos nos quedamos dormidos, nuestro control principal del cerebro comienza a "descansar", ayudándonos a entrar a una fase de sueño profundo conocida como NON-REM (no hay movimiento rápido de los ojos). Tanto la mente como el cuerpo se encuentran "callados" durante esta fase del sueño. El cuerpo se pone tieso, la respiración es regular, y los músculos están relajados.

Luego de una hora y media de esta etapa de "sueño profundo", el cerebro comienza a "despertar" y a trabajar, lo cual se conoce como sueño activo o REM (movimiento rápido de ojos). Durante esta etapa los ojos se mueven rápidamente debajo de los parpados, mientras el cerebro se "ejercita". Aquí es donde los adultos soñamos, nos movemos, y hasta nos ajustamos las sábanas, sin despertarnos por completo. Es durante esta etapa del sueño donde la mayoría de los adultos nos despertamos para ir al baño, y luego volvemos a la cama y nos quedamos de nuevo dormidos.

Estos ciclos alternos de sueño profundo y sueño liviano continúan varias veces durante la noche, logrando que un adulto promedio duerma un promedio de seis horas de sueño profundo y dos horas de sueño liviano. Esto se traduce en que nosotros los adultos NO dormimos toda la noche, aunque pensemos y sintamos que sí.

Para lograr que el bebé se duerma lo mecemos, caminamos o bailamos, o le damos el pecho hasta que cierre los ojitos y comience a dormir en nuestros brazos. Los ojos del bebé se cierran por completo, pero los parpados se mueven algo, y su respiración todavía es irregular. Sus brazos y sus manos están flexionados, y puede que haga movimientos con los brazos y sonría mientras duerme. También puede que mueva los labios como si estuviera succionando. Pero tan pronto se comienza a poner al bebé "dormido" en la cuna, este se despierta y llora. Esto sucede porque el bebé se encontraba en la etapa de "sueño liviano". Como se despertó, ahora hay que volver a iniciar el "ritual de sueño", pero ahora tomará mucho más dormir al bebé. Sin embargo, si esperamos unos 15 a 20 minutos adicionales, notamos que el bebé ni se mueve, ni se sonríe; y su respiración es más regular, y sus músculos se ven relajados (y las palmas de las manos abiertas). Estas son las señales de "sueño profundo", lo cual permite acostar al infante sin que se despierte, aun cuando nos vayamos de su lado; logrando que el bebé descanse cómodamente.

El sueño de los infantes de 0 a 6 años de vida

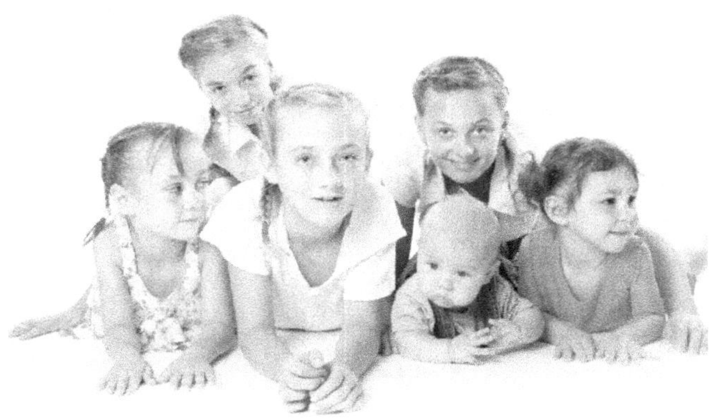

Dormir es un proceso evolutivo desde la etapa prenatal, de recién nacido, de infancia, de preadolescente, de adolescente, de adulto y de anciano—cada edad reclama necesidades diferentes.

❖ **Sueño prenatal**—los periodos de más movimiento del feto en el vientre gestante coinciden cuando la persona gestante duerme o descansa.

❖ **De 0 a 3 meses de vida**—Los infantes duermen alrededor de 14 a 20 horas en 24 horas (no de corrido). Es necesario que coman frecuente para evitar así la hipoglicemia (bajones de azúcar). Durante el primer año también triplican su peso. Por todo esto, necesitan despertarse frecuente para alimentarse. ¡Un bebé saludable es un bebé despierto y comelón! Aparte de que un bebé despierto desarrolla mejor su cerebro debido a las estimulaciones que recibe. A esta

edad los bebés no diferencian el día con la noche, así
que comerán a lo largo de TODO el día. Esta etapa es
la más cansona para los criadores. Pero si entendemos
las razones por las que son así los bebés, se nos hará
mucho más fácil que si tratamos de pelear contra el
reloj. El ofrecer comidas pesadas (espesarle la leche
con cereales) o poner al bebé en un horario estricto lo
que conlleva muchas veces es a problemas
gastrointestinales.

❖ **De 4 a 7 meses de vida**—Este es el periodo más
predecible de sueño del bebé. Los bebés comienzan a
dormir más de noche que de día. Pero, en algunos
casos el sueño, en lugar de durar más, se aligera,
despertándose el bebé cada 90 minutos (1 ½ hora).
Esto se asemeja al sueño de los adultos, que nos
despertamos unas 10 veces en la noche. La diferencia
es que el adulto por lo general domina la técnica y se
vuelve a dormir, sin ni siquiera tomar conciencia del
despertar nocturno.

❖ **De 8 meses a 2 años de vida**—Ya para este periodo se
han reducido el número de horas de sueño, pero por
otra parte, se han eliminado los despertares
nocturnos. A esta edad comienzan la salida de los
dientes, cosa que causa que muchos infantes se
vuelvan inquietos, irritables, babosos, mordiendo todo
lo que encuentran, etc. También para este periodo
comienza la angustia de separación—los infantes no

tienen noción de tiempo; y cuando los criadores desaparecen de su vista, estos no saben si será para siempre o tan solo por un rato. A esta edad, es bueno hacerle compañía hasta que se duerman (por eso a muchos les ayuda el dormir junto a muñecas, peluches, etc.), ya que lo único que necesita el infante es sentirse tranquilo. Una vez adquieren seguridad, ya no necesitaran nada de esto para dormirse.

* **De 2 a 3 años de vida**—Durante este periodo el trotón es mucho más inquieto—camina, se alimenta con alimentos complementarios, dejan el pañal, etc. Pero por otra parte, todas las preocupaciones que tiene se pueden convertir en pesadillas. ¡También es la época de las famosas RABIETAS! No los entendemos, y ellos no saben cómo hacernos entender.

* **De 3 a 6 años de vida**—Ya para esta época todo mejora. Notarán una disminución marcada de despertares nocturnos. También el bebé es más maduro a nivel oral, expresando sus sentimientos y quejas de forma que lo podemos entender. En este periodo dejan de hacer la siesta y muchos ya no quieren a nadie en su habitación

Luego de los 6 años el sueño es igual al de nosotros los adultos (igual su sistema de aprendizaje):

- ❖ Concentrándose el sueño en las noches

- ❖ Ya no toman siestas

- ❖ Pasan de 8 a 12 horas sin despertar

NOTA: Si pensamos en los adultos, un 30% de los adultos en países desarrollados padecen de problemas de sueño. Esto puede ser causado por la ansiedad, depresión, consumo de estimulantes, o malos hábitos de dormir adquiridos.

Los bebés necesitan que los ayudemos a quedarse dormidos

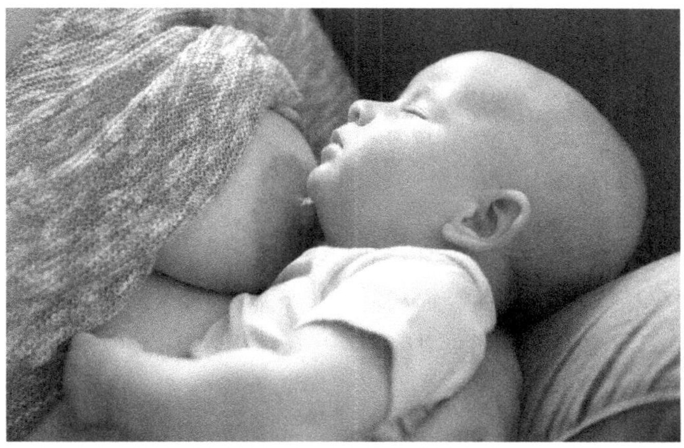

Hay que tener en cuenta que los bebés hay que dormirlos y no simplemente es acostarlos a dormir. Sí, hay bebés que uno los puede colocar medios dormidos en la cuna y continúan durmiendo, sin embargo, la mayoría deben ser mecidos o lactados para que se queden dormidos.

La razón es que, mientras nosotros los adultos caemos rápido en la etapa de "sueño profundo", los bebés, en especial durante los primeros meses de vida, entran primero en un estado de "sueño liviano", donde se despiertan por cualquier movimiento; y luego de unos 20 minutos es que caen en "sueño profundo", donde es más difícil que se despierten. Si nos apuramos por acostar el bebé, y este se encuentra en la etapa de sueño liviano, es muy probable que el bebé se despierte en un par de minutos.

Lo bueno es que en un par de meses el bebé estará cayendo en "sueño profundo" más rápidamente. Lo importante es que los criadores aprendan a esperar que el bebé se encuentre en la etapa de "sueño profundo" para acostarlo en su cuna (o donde duerma). También funciona en aquellos infantes que no le gusta el asiento de carro o coche de pasear.

Por otra parte, el ciclo de sueño de los bebés es mucho más corto que el nuestro. Como a la hora después de acostarse, estos comienzan a moverse, mueven los parpados, mueve la cara, respira irregularmente, y trinca los músculos. Esto es porque está volviendo a la fase de "sueño liviano". Si el bebé siente algún estimulo negativo, como hambre, entonces se vuelve a despertar. Los ciclos de los adultos de ir de sueño liviano a sueño profundo a otra vez a sueño liviano son de unos 90 minutos. Sin embargo, los ciclos de los bebés son de alrededor de 50 minutos, es por esto por lo que algunos les da con despertarse cada hora durante la noche.

Si tu bebé duerme en proximidad a la cama de los criadores, o se practica el colecho (compartir la cama con el infante), una forma que ayuda a que no se despierte durante la fase de sueño liviano es colocando la mano suavemente en su espalda, cantarle una canción, o simplemente estar a su lado sin hacer ningún ruido. Poco a poco irá pasando el periodo de sueño liviano sin levantarse.

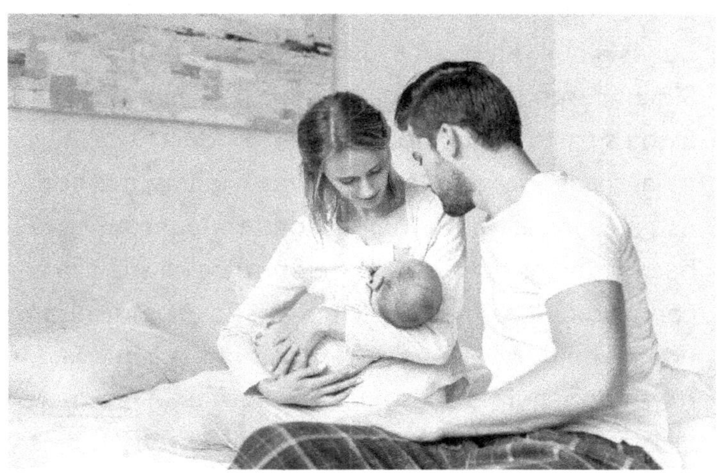

❖ **Desarrollar una actitud realista sobre el sueño de tu bebé**—No podemos forzar a un bebé a dormir (al igual que no lo podemos forzar a comer). Lo más importante que se puede hacer es crear un ambiente seguro que ayude a fomentar el sueño en el bebé. Muchos de los problemas de sueño en los infantes vienen de actitudes negativas de los criadores acerca del sueño…es decir, el estado de sueño no es uno placentero, y quedarse en ese estado de sueño tampoco (por lo general el bebé tiene miedo). Debemos enseñarles a nuestras crías a como "descansar" y disfrutar del sueño, y de esa manera dormirán mucho mejor.

- ❖ **Tener cautela con los métodos de entrenamiento—** Existen muchos libros de "entrenamiento" para que los bebés a que duerman toda la noche de forma mágica. Sin embargo, esta práctica pone al bebé en riesgo. Esto es parte del bombardeo de "productos milagrosos" dirigidos a las nuevas familias, donde están todos estos productos donde supuestamente hacen que los bebés se duerman solos en sus cunas— como vibradores para las cunas, ositos que respiran, una mano de goma para colocar sobre la espalda, etc. Antes de seguir el consejo de un libro o un producto, es preferible seguir nuestro instinto. Si el método o el producto exigen que el bebé llore solo en una cuna, ¿estaremos siendo sensible a las necesidades del bebé? ¿Se siente bien haciendo esto? También hay que tener en cuenta que estos "métodos" lo único que lograran es crear una distancia entre el infante y los criadores, destruyendo la confianza entre criadores y la cría. Mientras que la idea de "entrenar" al bebé a dormir toda la noche suena fascinante y liberadora; al final se pierde mucho más de lo que se gana.

- ❖ **Ser flexible—**No todos los consejos les funcionan a todos los criadores, o le funcionan al mismo bebé todo el tiempo. Si un consejo no funciona, no hay que seguir haciéndolo. Solo debemos utilizar los consejos que nos den resultado. Es mucho mejor seguir lo que nos dice el corazón, que el seguir un consejo de un extraño.

❖ **Decidir donde el bebé duerme mejor**—No hay un lugar correcto o incorrecto donde el bebé deba dormir. Algunos bebés duermen mejor en su propia habitación o en su propia cuna; mientras otros duermen mejor en la cuna, pero en la habitación de los criadores. También están los que duermen mejor acurrucaditos en la cama con los criadores. La realidad es que los criadores utilizan varios arreglos de cómo y dónde dormir según las necesidades de desarrollo de sus bebés.

❖ **Ayudar a que tu bebé asocie "x" situación con el dormir**—Si el infante se acostumbra a dormir de un modo, es natural que este espere la misma situación para volverse a dormir cuando se despierta en medio de la noche. Por ejemplo, si el bebé está acostumbrado a que lo mesan para dormirse, esta espera que siempre lo mesan para volverse a dormir. Por esto, es mucho mejor no establecer una rutina; sino es mucho mejor que a veces se use el pecho para dormirlo; , otras veces se puede mecer para que se duerma; otras se le puede cantar para que se duerma; en otras se puede utilizar "música blanca" o ruido blanco para ayudarlo a dormir; como también se recomienda que se comparta la crianza nocturna entre los criadores (la crianza nocturna no debe ser la responsabilidad de un solo criador).

❖ **Que el día del bebé sea pacifico**—Si el bebé paso un día pacifico, sus noches serán de descanso. Mientras más tiempo se pase con el bebé durante el día; mientras más se lleve en brazos; y mientras más calmado esté durante el día, mejor serán sus noches. Cuando el infante pasa una "mala noche", podemos pensar y tomar nota sobre como fue el día para el bebé. Muchas veces se ha notado que aquellos bebés que se llevan en brazos o se practica el porteo, tienden a dormir más y mejor en las noches. Esto es porque el estar en brazos hace que bebé se sienta bien; y esta tranquilidad el bebé se la lleva consigo en la noche.

❖ **Ser consistente con las siestas**—Por lo general, las horas del día donde todos nos sentimos más cansados es entre las 11:00 am y a las 4:00 pm. Si tenemos la oportunidad, se recomienda tomar una siesta junto con el bebé en estas horas. De esta forma, estamos acostumbrando al bebé a la rutina de una siesta diurna. También se ha notado que los bebés que duermen una o dos siestas durante el día tienden a dormir mejor en las noches.

❖ **Ser consistente con los "rituales" a la hora de dormir**—Cuando el bebé se familiariza con ciertos rituales de antes de dormir, por lo general este duerme mejor. Estos "rituales" son una señal para que el infante vaya relajándose, y preparándose para la hora de dormir. Por lo general, la secuencia del baño, masaje, canción, mecerse, lactar, etc. pone al bebé en un estado de rutina y lo prepara para la hora de dormir. Los bebés son como las computadoras, que establecen patrones y rutinas. Cuando el cerebro hace un "clic" de que se está comenzando con la rutina, continua el "programa" resultando en un bebé relajado, más dispuesto a dormir.

❖ **Calmar al bebé**—El bebé se puede calmar bañándose, seguido de un masaje.

❖ **"Llenar" al bebé durante el día**—Los bebés necesitan aprender que el día es para alimentarse y la noche es para dormir. Si el bebé esta tan entretenido durante el día que se le olvida alimentarse (o duerme demasiadas siestas de día y no se alimenta lo suficiente), este se despertara más frecuente en la noche para comer. Para cambiar este patrón, se recomienda alimentar al bebé cada dos a tres horas durante el día, de forma que coma en las "horas de estar despierto". A la hora de dormir se recomienda la "tetada de sueño", que lo ayudará a mantenerse dormido, o a levantarse menos frecuente en las noches.

❖ **Dar el pecho recostada**—si se da el pecho recostada, el infante estará más dispuesto a quedarse dormido.

❖ **Compartir la crianza nocturna**—a los bebés les encanta quedarse dormidos sobre el pecho de los criadores, con la cabeza colocada debajo de la barbilla.

Esto es porque la vibración de la voz tiende a ser tremendo somnífero para los bebés. Se puede colocar al bebé en esa posición, y mecerse de lado a lado hasta que el bebé se quede dormido. Una vez el bebé esté dormido, se recomienda esperar unos 20 minutos a que el infante caiga en "sueño profundo", antes de acostarlo.

❖ **Caminar o mecer al bebé**—puede ser en un sillón de mecer, o caminar con el bebé, dando golpecitos suaves sobre las nalguitas, tiende a calmar y dormir a los bebés.

❖ **"Vestirse" del bebé**—Muchos criadores consideran el porteo como una mejor forma para preparar al bebé para el sueño, o para dormirlo. Si el bebé es los que les da trabajo quedarse dormido, se puede colocar en un porteador, y camina por la casa (se recomienda esta técnica media hora antes la hora que queremos que se duerma). Si se queda dormido mientras lo porteamos (señales de sueño profundo), se puede sacar con cuidado del porteador, y colocarlo en su área de dormir. Esta es una buena alternativa si uno no quiere acostumbrar a que el bebé siempre se quede dormido al pecho. También es otra alternativa para que ambos criadores compartan la crianza nocturna.

❖ **Columpio de mecer**—El columpio de bebés es una excelente alternativa para los criadores que no le queda ni energía ni creatividad para crearle rituales de sueño al bebé. Para muchos bebés el ritmo del columpio tiende a dormirlos más rápido que los brazos de los criadores. Esto es porque para algunos bebés, los brazos de los criadores son para jugar o comer, y no lo asocian con dormir.

- ❖ **Darle un paseo en el automóvil**—Hay infantes que resisten todo tipo de técnica para quedarse dormidos. En estos casos suele funcionar el colocar al infante en su asiento protector para el auto, y dale una vuelta a la manzana hasta que se quede dormido. Una vez el bebé está dormido, se le puede llevar a su lugar de dormir.

- ❖ **Sustitutos tecnológicos**—Estos consisten en peluches con sonidos de corazón, o con sonidos de respiración, o manos sintéticas que van junto al bebé. Sin embargo, existen estudios que dicen que el sobre utilizar este tipo de técnica con los bebés no es saludable.

Algunos bebés necesitan ayuda para volver a dormirse

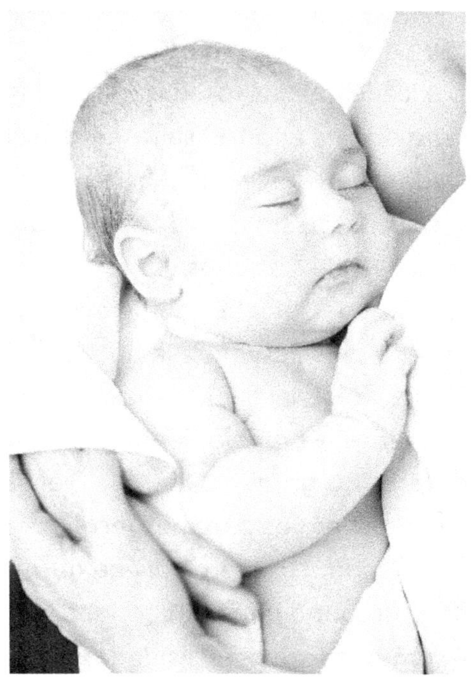

Algunos bebés pueden pasar por el periodo de sueño liviano sin ni siquiera despertarse, y si se despiertan, ellos mismos vuelven a dormirse. Sin embargo, otros infantes necesitan una manito en la espalda, una voz, o una "teta" para volverse a dormir. Así que la clave para que el bebé (y nosotros) comience a dormir mejor es ayudarlo a que pase por el periodo de sueño liviano a sueño profundo sin despertarse.

Los bebés no duermen tan profundo como nosotros. A estos se les hace más difícil quedarse dormidos (pelean con el sueño) y tienen más periodos de despertarse en las noches. Esto sucede porque los infantes tienen el doble de sueño liviano que un adulto. La razón de esto es en realidad de "vida o muerte" para el bebé. El despertar del bebé tiene beneficios de supervivencia. Durante los primeros meses de vida las necesidades de los bebés son mayores, mientras que su habilidad de comunicarse es mínima. Si el bebé durmiera toda la noche, algunas de estas necesidades no serían satisfechas. Los bebés tienen estómagos pequeños, y por eso tienen que comer más frecuentemente en los primeros meses. Piensa que si el bebé no sigue los estímulos para despertarse, como el hambre, la nariz tapada, frio, etc. y sigue durmiendo pues su sueño es tan profundo que no reconoce estos estímulos, ni comunica estas necesidades, su supervivencia estaría en peligro.

Los bebés tienen este patrón de sueño porque están diseñados de esta manera. Los bebés tienen el doble de sueño activo, ya que el sueño protege a nuestros bebés. Si los bebés durmieran como los adultos, mayormente en sueño profundo, estaría poniendo en riesgo su vida. El patrón de sueño del bebé les permite que este se despierte en respuesta a los estímulos y circunstancias que en ciertos casos podrían ser peligrosas para él y su salud.

El fomentar que el bebé duerma profundamente demasiado temprano no necesariamente es lo mejor para la supervivencia o desarrollo del bebé. Es por esto por lo que los programas de entrenamiento para el sueño del bebé para que este duerma toda la noche no son lo más recomendable.

El patrón de sueño del bebé, donde este se despierta varias veces en la noche, tiene ciertos beneficios del desarrollo. Se piensa que durante la fase de sueño liviano es donde el cerebro del bebé se desarrolla más, pues el cerebro no descansa durante la fase de REM (movimiento rápido de ojos—sueño liviano). Es un hecho que la sangre fluye al cerebro casi el doble durante la fase de REM. Este mayor flujo de sangre es más evidente en la parte del cerebro que controla la respiración.

También, durante la fase de REM, el cuerpo aumenta la producción de ciertas proteínas necesarias para los nervios, ayudando a fortalecer más aun el cerebro. El cerebro también aprende durante la fase de REM, procesando toda la información que el bebé adquiere cuando está despierto, desarrollando más aun el cerebro y promoviendo el desarrollo mental.

Durante los primeros tres años de vida del infante es donde su cerebro crece más (70% del volumen de un adulto en los primeros dos años). Es muy posible que para que el cerebro se desarrolle, este tiene que continuar desarrollándose aun durante el sueño, siendo así el porqué los bebés tienen el doble de sueño liviano que un adulto.

En el caso de los bebés prematuros, estos pasan aproximadamente un 90% en etapa de REM, lo más seguro para acelerar el crecimiento de sus cerebros. Si todas estas teorías son ciertas, mientras menos duerma el niño, más inteligente será.

Mientras los bebés van creciendo, estos van adquiriendo madurez. Sin embargo, no hay una edad clave donde se estipule que el bebé debe dormir toda la noche. Los bebés son diferentes unos de los otros. Algunos se duermen fácilmente, pero se despiertan al poco tiempo. Otros, dan un trabajo para que se queden dormidos, pero se mantienen dormidos. Y están aquellos que ni se duermen ni se mantienen dormidos.

Lo importante es tener en cuenta que los hábitos de sueño del bebé son una reflexión del temperamento de cada infante, y no del estilo de crianza. Por otra parte, también hay que tener en cuenta que la gran mayoría de los criadores que dicen que su bebé "duerme toda la noche", muchas veces exageran.

Cómo establecer un "ritual" de dormir en el bebé

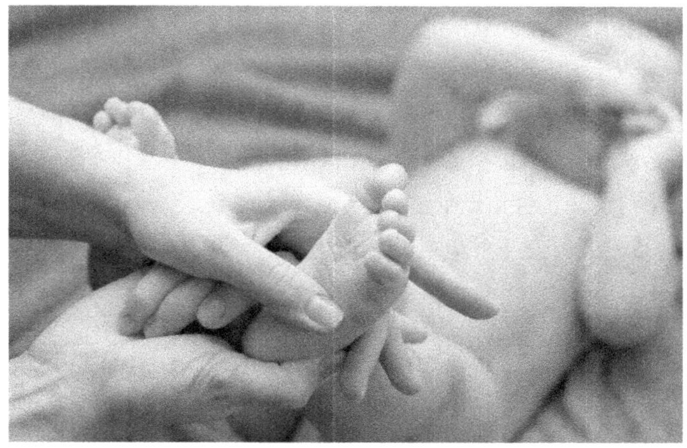

Luego de las 6 semanas de vida, la vida diaria con el bebé se ve más estructurada, y es un buen momento para ir creando una pre-rutina de dormir. El crear un "ritual" ayuda a que el infante reconozca señales que lo ayudan a relajarse una vez se acerca la hora de dormir. Se ha notado que aquellos infantes que se les ha creado un ritual de crianza nocturna suelen quedarse dormidos más rápido, y duermen por más tiempo.

Cuando pensamos en crear un ritual, debemos tener en mente en crear un ambiente de relajación y descanso. Esto significa que el ambiente debe ser pacífico y que promueve la calma.

<u>**Para lograr esto, se recomiendan los siguientes pasos:**</u>

- ❖ **Comenzar el "ritual" de crianza nocturna con tiempo—** Esto significa que debemos iniciar el ritual una o dos horas (mínimo 45 minutos) antes de la hora en que usualmente queremos acostar al infante a dormir. De esta forma el infante se encontrará listo y relajado (y no está cansado e irritable) para la hora de dormir.

- ❖ **Baño del bebé—**Uno de los pasos que se recomiendan dentro de la pre-rutina es bañar al bebé. Durante el baño, el criador puede interactuar con el bebé, jugar, disfrutar el agua tibia, y relajarse; lo cual establece un ambiente de calma.

- ❖ **Masaje—**Luego del baño el criador puede continuar la interacción con el bebé con caricias de masaje (el masaje infantil se diferencia del masaje de adulto, y a que el masaje infantil son caricias). El masaje se debe hacer antes de vestir al infante. Se pueden utilizar aceites y lociones, siempre y cuando sean indicadas para utilizarse en infantes.

- ❖ **Ambiente libre de distracciones—**Como parte del ritual, queremos evitar situaciones que sobre estimulen al bebé, como distracciones, ruidos, luces, visitas, mascotas, otros hermanos o hermanas, etc. Para esto, podemos bloquear estos estímulos no deseados con música de relajación, o música de sonido blanco (*"white noise"*).

❖ **Dormir al infante**—Luego de haber alimentado al infante (dar el pecho o el biberón), se recomienda que en esa etapa donde el infante está medio dormido, se mesa, se cante, o se baile con el bebé hasta que se duerma. Se recomienda que cada día se haga algo diferente, y mucho mejor si los criadores se alternan por las noches. Esto ayuda a que eventualmente el infante aprenda a como dormirse solo.

Técnicas para que el bebé se mantenga dormido

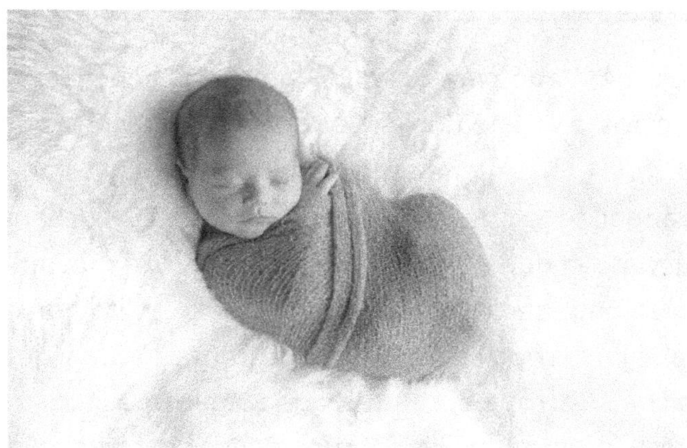

Muchas veces los criadores no tienen ningún tipo de problemas para que el bebé se quede dormido; el problema en si es que el bebé se mantenga dormido por bastante tiempo en la noche. Si el bebé es los que se despierta varias veces en la noche, lo primero que se aconseja es no seguir consejos que consistan en dejar llorar al bebé solo en la cuna para que duerma. Estos métodos y técnicas, primero que nada, no son seguros para la salud del bebé; aparte de que se corre el riesgo de perder la confianza del infante en los criadores.

<u>**Los siguientes consejos tienden a ayudar a que el bebé se mantenga dormido por más tiempo en la noche:**</u>

- ❖ **Vestir al bebé para dormir**—a muchos bebés recién nacidos les gusta dormir "apretaditos" (técnicas de "*swaddle*"). Sin embargo, cuando el bebé ya es más grandecito lo que le gusta es dormir con las sábanas sueltas, ya que esto le permite libertad de movimiento. En algunos casos se aconseja que se permita que el bebé lleve ropa suelta y ligera durante el día, y que de noche se arrope apretadito; de esta forma asociará el estar "apretadito" con el sueño. De igual forma, si el bebé tiene mucho frio o mucho calor, tampoco dormirá bien. Por eso se recomienda ajustar la vestimenta nocturna del infante de acuerdo con la temperatura de la habitación donde este va a dormir. Si hay un historial de alergias en la familia, se recomienda que toda la ropa de cama del bebé sea 100% algodón.

- ❖ **Silencio en la habitación**—La mayoría de los bebés tienden a bloquear cualquier tipo de ruido que les moleste. Sin embargo, aun así, es común que se despierten si ocurre un ruido de repente. Ayuda aceitar las puertas y portones para que no hagan ruido; acostar al perro antes que el bebé; y quitarle el timbre al teléfono.

- ❖ **Oscuridad en la habitación**—Hay bebés que se despiertan a la más mínima luz que entre en la habitación; así que en estos casos se puede considerar en unas buenas cortinas.

- ❖ **Sonidos "blancos"**—se conoce como "sonidos blancos" al tipo de sonido monótono y repetitivo, tal como el sonido de un abanico, aire acondicionado, aspiradora, pecera, reloj, o CD de sonido del vientre materno. A otros bebés les funciona las grabaciones de agua cayendo de cascadas, océano, CD de canciones de cuna, o la música que se utilizó en las clases de parto (a esto se le conoce como música de vientre, pues es la música que el bebé se acostumbró a escuchar cuando todavía estaba en el vientre).

- ❖ **Déjale el "olorcito a mamá"**—cuando los bebés son sensitivos a la separación, se puede dejar una camisa debajo de la sabana en la cuna o lugar de dormir.

- ❖ **Aliviar las molestias de dentición**—Las molestias de dentición dan mucho antes de que aparezcan los dientes. Para algunos bebés, puede ser tan temprano como los tres meses.   Unas recomendaciones serian utilizar los remedios homeopáticos, o el collar de ámbar del mar Báltico, entre otros.

- ❖ **Pañal limpio**—Mientras que a algunos bebés no les molesta en absoluto tener el pañal húmedo o mojado, a otros sí les molesta. Si el bebé duerme bien aun con

el pañal mojado, no hay ninguna necesidad de
cambiárselo (a menos que tenga salpullido en el área
del pañal). Sin embargo, un pañal evacuado sí debe
ser cambiado de inmediato. Se aconseja que de
noche, se cambie el pañal antes de la alimentación; ya
que luego de la alimentación la mayoría de los bebés
se quedan dormidos. Si se utilizan pañales de tela, se
recomienda que de noche le añadan uno o dos
absorbentes adicionales (bien mullidito) de forma que
no sienta lo mojado.

❖ **Crear la temperatura ideal en la habitación del
bebé**—Se recomienda que el bebé duerma en una
temperatura consistente de 70 F grados (21 C grados).
Una humedad de alrededor de 50% también es
recomendable para inducir el sueño. Si el bebé
duerme en aire acondicionado, hay que tener en
cuenta que esto puede causar resequedad en el aire,
provocando que se le tape la nariz al bebé. En este
caso, se recomienda que se use en la habitación un
humidificador (el ruido del humidificador tiende a
servir de "ruido blanco").

Trauma por los métodos de entrenamiento

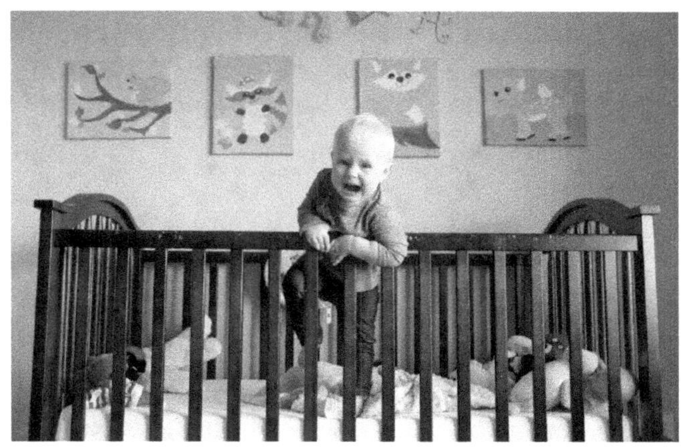

Hoy en día está de moda los métodos de entrenamiento "sirveparatodo". Los criadores de una forma u otra se enteran de alguno; desde el grupo de criadores en un medio social, o la oficina del pediatra. La base en común de estos métodos es "adiestrar" al bebé para que se acostumbre a cierto comportamiento que se le ha hecho pensar a los criadores que es el comportamiento "deseable". Por lo general funcionan dejando en algún momento al bebé llorar.

Sin embargo, estudios demuestran que a los estos criadores no responder al llanto del bebé puede causar:

❖ Más incidencias de estrés postraumático y desordenes de pánico en los adultos

❖ Cambios en el sistema nervioso haciendo a la persona más sensitiva a traumas futuros

❖ Estrés traumático

❖ Adultos que no le gusta el contacto físico (fríos y secos)

❖ Asolación entre los adultos, aun en momentos difíciles
o de necesidad

Hay otras formas de criar de forma que nuestras crías
crezcan y sean jóvenes y adultos independientes, sin tener
que recurrir a estos métodos de entrenamiento, que lo
único que causan son traumas. Los bebés, los infantes y
aun los preadolescentes y adolescentes necesitan sentirse
seguros, de forma que se conviertan en adultos
competentes.

Métodos de Entrenamiento—Lo que NO se debe hacer

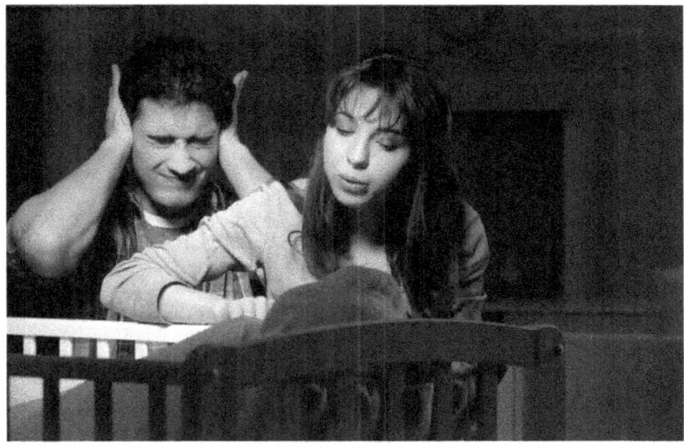

Cada noche cientos de miles de infantes lloran de miedo por información errónea que reciben sus criadores. Los criadores piensan que su cría tiene un problema de sueño y buscan soluciones milagrosas. Este tipo de métodos consisten básicamente en dejar llorar solos a los infantes para que no se quejen en una determinada situación. Y se basan en:

Entrenamiento de omisión: *"Hasta que no te duermas como queremos, NO te haremos caso"*

Castigo: El bebé percibe: *"No duermo como mis criadores quieren, y me dejan abandonado a intervalos"*

Este tipo de método ha sido "reinventado" por varios autores (esto, porque el método es básicamente lo mismo...dejar llorar al niño varias noches, hasta que este deje de llorar por la frustración).

Año	Autor	Libro
1976	Benjamin Spock	Baby and Child Care
1981	Valman	Sleep Problems
1985	Ferber	Solve Your Child Sleep Problems
1997	Estivill	

En resumen, aunque los autores niegan que sea el mismo método, básicamente son lo mismo.

Numero de minutos que se debe esperar antes de acudir a la habitación del bebé cuando llora			
Día	**Primera espera**	**Segunda Espera**	**Tercera Espera**	**Esperas siguientes**
1	5 mín.	10 mín.	15 mín.	15 mín.
2	10 mín.	15 mín.	20 mín.	20 mín.
3	15 mín.	20 mín.	25 mín.	25 mín.
4	20 mín.	25 mín.	30 mín.	30 mín.
5	25 mín.	30 mín.	35 mín.	35 mín.
6	30 mín.	35 mín.	40 mín.	40 mín.
7	35 mín.	40 mín.	45 mín.	45 mín.

Los criadores muchas veces desconfían en su capacidad innata y de los motivos que tiene el bebé para levantarse o dormirse en las noches; muchas veces llevándolos a hacer este tipo de práctica. Estos métodos por lo general NO FUNCIONAN (90% fracaso), y los autores les echan la culpa a los criadores por su fracaso. Es común leer en sus libros frases como, *"No hagan nada fuera de lo explicado" "Si cedes, aunque sea una vez, perderás la partida".*

NOTA: Siempre hay razones válidas para que un infante se despierte en la noche. Y aun cuando sea una falsa alarma.

Efectos negativos de este tipo de método de entrenamiento:

- ❖ La liberación de cortisol, adrenalina y otras hormonas segregadas por el estrés afectan:

- ❖ La memoria del bebé

- ❖ Ansiedad

- ❖ Depresión

- ❖ Trastornos de apego

- ❖ Alteraciones de comportamiento (déficit de atención, hiperactividad)

Cómo recuperar el sueño perdido cuanto tenemos un nuevo bebé

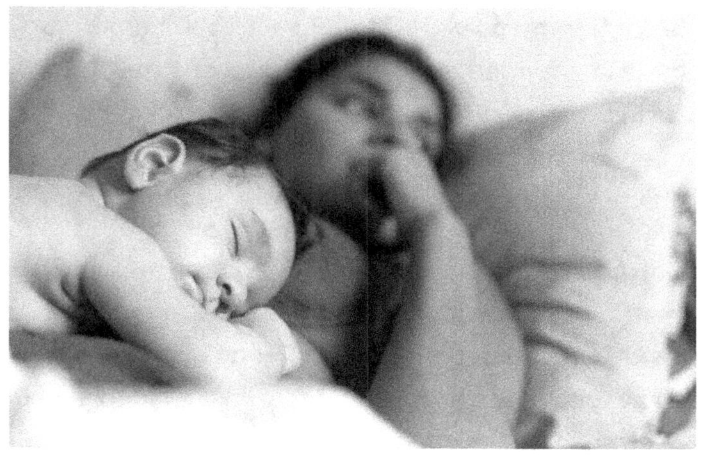

Una vez tenemos un bebé, es normal sentirse agotado todo el tiempo. Hay muchas cosas que podíamos hacer antes del bebé, como el dormir, que ahora parecen casi imposibles. El primer año y medio de crianza usualmente es el más difícil para los nuevos criadores; en especial por la falta de sueño corrido, junto con todo lo que conlleva la crianza.

Lo primero que debemos a tener en cuenta es que nuestra vida cambió; y que mientras ahora no podemos hacer las cosas exactamente como las hacíamos antes, sí podemos hacerlo. En relación con el dormir y el sueño de nosotros los criadores, lo segundo que debemos tener en cuenta es que el sueño es colectivo. Con un nuevo bebé en casa, lo más probable es que no vamos a dormir 8 horas corridas en buen tiempo; pero con buena planificación, sí podemos lograr dormir 8 horas a través del día, y así recuperar nuestras energías. Adjunto algunas recomendaciones de otros criadores:

❖ **Sacar tiempo para siestas**—Para esto, tenemos que darle la prioridad que tiene el descanso. Los platos sucios, la casa sin recoger, o los mensajes sin contestar pueden esperar. El descanso debe tener prioridad. Hay que tener en cuenta que esta etapa pasará.

❖ **Dormir cuando el bebé duerme**—Suena más fácil decirlo que hacerlo; pero una siesta de aun 20 minutos ayuda a recuperarse. Se recomienda evitar la tentación de hacer tareas del hogar o de trabajo cuando el bebé duerme. Si no se puede quedar dormido o dormida, mejor es hacer actividades relajantes, como sentarse o recostarse y descansar; o tomar un buen baño; o leer un buen libro; o ver el programa de televisión que te gusta.

❖ **Recibir ayuda**—Tenemos que estar abiertos a recibir ayuda con las tareas del hogar, en especial en las primeras semanas y meses, para poder descansar y recuperar energías. Esto puede ser desde un familiar o amigo, un hijo mayor, o de un servicio de doula posparto o de limpieza del hogar. Mientras, debemos ocupar nuestras energías en descansar, y en el nuevo bebé.

❖ **Compartir la crianza con la pareja**—La crianza es compartida; es decir, ningún criador "ayuda" al otro, sino que la crianza debe ser compartida. El compartir la crianza, en especial la nocturna, ayuda a que ambos criadores puedan recibir suficiente descanso.

❖ **Tener una rutina**—Las rutinas no solo son para los infantes. El crear una rutina y acostarnos a dormir en las noches a la misma hora, como el levantarnos a la misma hora, hace que el cuerpo cree un ritmo saludable, aun cuando el bebé nos despierte varias veces en la noche.

❖ **Rituales para dormir**—Como parte de la misma rutina de dormir, a muchos criadores les ha funcionado el tener un ritual para relajarse antes de dormir. Puede ser desde grabaciones o música de meditación, leer un libro, escuchar música relajante, ejercicios de estiramiento o yoga, escribir en un diario. Por otra parte, se recomienda evitar la cafeína, la televisión, las tabletas, computadoras, y celulares.

Cuando nosotros los criadores dormimos al bebé vs. cuando se deja al bebé que se duerma por si solo

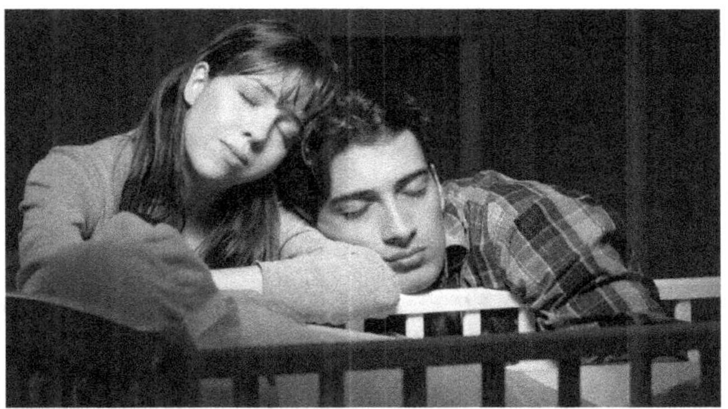

<u>Cuando los criadores duermen al bebé…</u>

❖ Cuando un bebé está listo para dormir, el criador lo ayuda a hacer la transición entre estar despierto y dormirse (lactarlo, mecerlo, cantarle, etc.).

<u>Entre las ventajas de cuando somos nosotros los que dormimos al bebé lo están:</u>

❖ El bebé aprende la actitud de dormir

❖ El bebé aprende que dormir es un estado agradable

❖ El bebé crea memorias agradables de cuando los criadores lo dormían

❖ Se crea confianza entre el criador y el bebé

Entre las desventajas está el que el bebé se acostumbrará a la rutina que se utiliza para dormirlo, necesitando el bebé que se efectué la misma rutina que se utilizó para dormirlo cuando este se despierta a mitad de la noche—lo cual es agotador para los criadores. Es mucho mejor no establecer una rutina, sino que a veces usa el pecho para dormirlo, otras veces mécelo para que se duerma, otras cántale para que se duerma, en otras usa un CD para ayudarlo a dormir, y en otras que tu pareja sea el que lo duerma. Lo que queremos que sea "rutina" son los rituales para antes de dormir.

Cuando se permite que el bebé se duerma solo

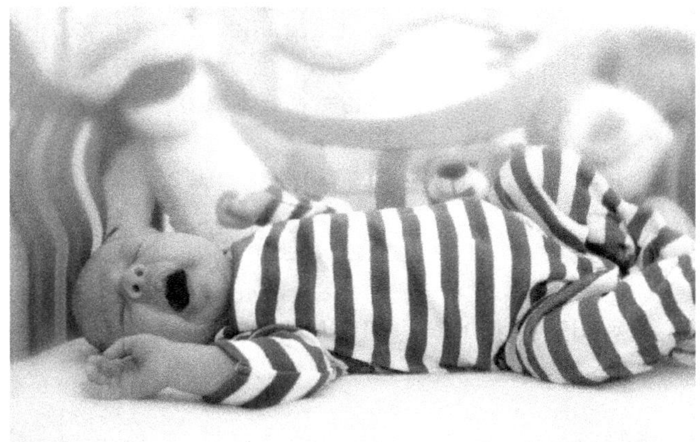

Hay infantes que cuando están listos para dormir, se acuesta en el cuna despiertos, y estos se duermen por sí solo.

Entre las ventajas de permitir que el bebé se duerma solo están:

❖ Cuando el bebé aprende a dormirse solo, por lo general, si se despierta en la noche, este vuelve a dormirse el solo

❖ El bebé no asocia el dormirse con los criadores

❖ Es menos agotador para los criadores

<u>Entre las desventajas están:</u>

❖ Muchas veces el bebé se le deja llorar para dormirse

❖ Se pone en riesgo la confianza del bebé

❖ No funciona con los bebés de alta necesidad

❖ No funciona con bebés de personalidad persistente

❖ No se tiene en cuenta si hay una razón medica para que el bebé se levante

❖ Se pone en riesgo nuestra sensibilidad como criadores hacia las necesidades del bebé

El bebé dormilón

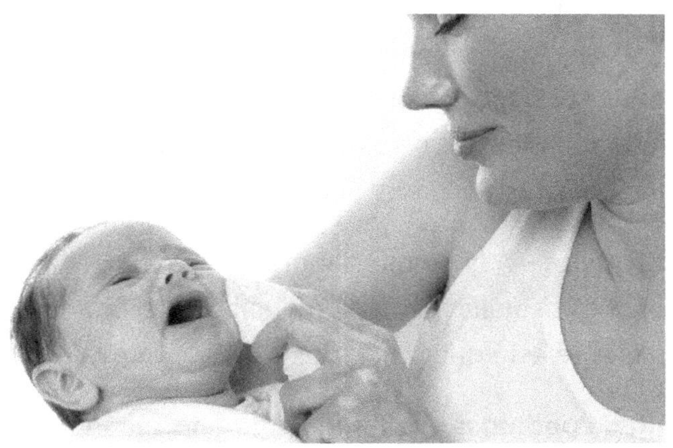

A veces el problema con el sueño infantil, en especial durante las primeras semanas de vida, no es que el infante duerme muy poco, sino al contrario, que el infante duerme demasiado. Esto en lugar de ser una bendición, puede ser algo preocupante, ya que se afecta la alimentación del bebé, la ganancia de peso, la producción de leche, el dormir de los criadores, etc. Muchas veces el problema es que el infante se queda dormido sin llenarse; es decir, un infante que constantemente se va a despertar a pedir el pecho. En estos casos se recomienda:

❖ **Posiciones para dar el pecho**—En el caso del bebé dormilón, queremos intentar con posiciones que no fomenten que el infante se quede inmediatamente dormido. La posición de sandía o futbol ayuda a que los infantes se queden alerta durante la tetada.

❖ **Vestimenta**—En cuanto a la vestimenta, hay que ver que le funciona al infante en particular; ya que algunos infantes se mantienen alertas cuando se quedan solo en pañal y practican el piel-con-piel con la persona lactante; mientras otros solo se mantienen alerta cuando están vestidos.

❖ **Cosquillas**—A algunos criadores les ha funcionado hacerle cosquillas en la planta del pie del infante cuando ve que se está quedando dormido durante la tetada.

❖ **Tetada poderosa**—Para un infante dormilón las técnicas de un pecho por tetada, o dar "x" tiempo cada pecho no funcionan. La tetada poderosa consiste en cambiar al infante de pecho cada 3-5 minutos, antes de que se duerma. Así el infante se mantiene en succión nutritiva durante la tetada, y se alimenta mucho mejor. Se puede cambiar al infante de pecho entre cuatro a seis veces en una tetada (alimentación).

❖ **"Sacar los gases"**—Aunque esto es una técnica que le va mayormente a la alimentación con biberón (el pecho no tiene aire); en un infante dormilón funciona "sacarle los gases" (*"burp and switch"*) antes de cambiarlo de lado, de forma que se despierte bien, antes de ofrecerle el otro lado.

❖ **Cambio de pañal**—Se puede cambiar el pañal antes de dar el segundo pecho, de forma que el infante se despierte.

Cuando el infante que dormía "toda la noche" comienza a despertarse en las noches

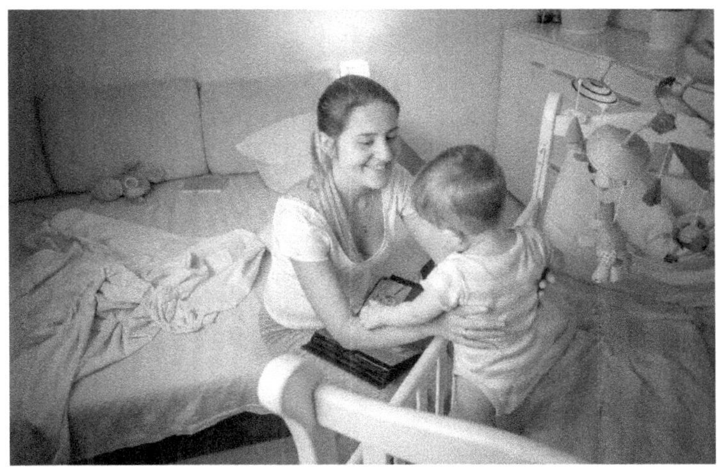

Hay que tener en cuenta que el sueño infantil puede ser afectado por varios factores, como cambios en la rutina, enfermedad, vacaciones, desarrollo, temperatura de la habitación, ruido o luces externas, etc. Por esta razón, si un infante que antes dormía "toda la noche" de repente comienza a despertar en las noches, lo primero que los criadores pudiesen considerar sería el evaluar la situación, para ver si existe alguna causa o patrón que este alterando el patrón de sueño del infante.

Es bien común que muchos infantes comiencen a despertar más frecuente alrededor de los 9 meses de vida. Esto se puede asociar a una etapa de crecimiento, ansiedad de separación, como también se puede asociar a cuando el infante aprende nuevas destrezas, como pararse, o caminar.

Cualquiera que sea la situación que este causando el despertar nocturno, lo importante es que los criadores conozcan como manejar la situación. Por lo general funciona el mantener el ritual de dormir que les ha funcionado hasta el momento. No se recomienda cambiar de ritual o técnica, ya que esto va a afectar la situación aún más. Cuando nos mantenemos con el mismo "ritual", eventualmente el infante retornará a su patrón de dormir anterior.

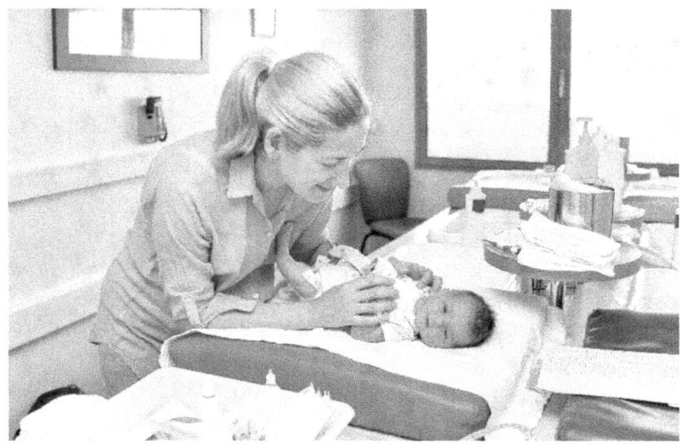

Algunas veces, lo que interpretamos como "problemas" tienen origen en mitos y mala información. Por lo general, se les da a los criadores falsas expectativas, poco realistas, que dan a entender a los criadores que sus hijos tienen un problema.

❖ "El bebé se debe quedar dormido luego de cada comida"

❖ "Los bebés duermen 20 horas al día"

❖ "Se supone que lo normal es dormir 8 horas al día"

Esta tabla es un aproximado de lo que el infante debe dormir. No necesariamente esto es la norma. Igual que los adultos, uno puede determinar si el infante está durmiendo lo suficiente, mirándolo. A las personas que duermen mal se les nota.

Edad del Bebé	Tiempo que debe dormir en 24 horas
0-2 meses	12 a 16 horas En varios intervalos durante el día y la noche Se despierta un 50% de la noche
3-6 meses	10 a 15 horas Tomando varias siestas durante el día, pero despertándose varias veces en la noche Se despierta un 40% de la noche
6-9 meses	11 a 14 horas Alrededor de 2 siestas, pero despertándose varias veces en la noche Se despierta un 25% de la noche

9-18 meses	10 a 13 horas
	Dos siestas bien reducidas, y es posible que todavía se despierte de vez en cuando
	Se despierta un 15% de la noche
19-36 meses	5 a 12 horas
	Una siesta, y es posible que se despierte de vez en cuando
	Se despierta un 15% de la noche
3-4 años	8 a 12 horas
	Por lo general ya la siesta no es obligatoria
	Se desierta un 10% de la noche
4-6 años	8 a 11 horas
	Ya no hay siesta
	Por lo general ya no se despierta en la noche

Muchas veces, el que el bebé se despierte varias veces en la noche no significa que este tenga un problema de sueño. En la mayoría de los casos es la falta de sincronización entre los criadores y el bebé lo que está causando el problema.

Para evitar los "problemas de sueño" es necesario que primero, no nos dejemos influenciar por los alarmistas, y segundo, tenemos que desconfiar de los métodos "sirve para todo". Hay que tener en cuenta que cada infante es un individuo UNICO.

<u>Los problemas de sueño en los infantes se clasifican como:</u>

- ❖ Sueño insuficiente

- ❖ Sueño excesivo

- ❖ Apneas (despertares nocturnos)

- ❖ Pesadillas

- ❖ Sonambulismo

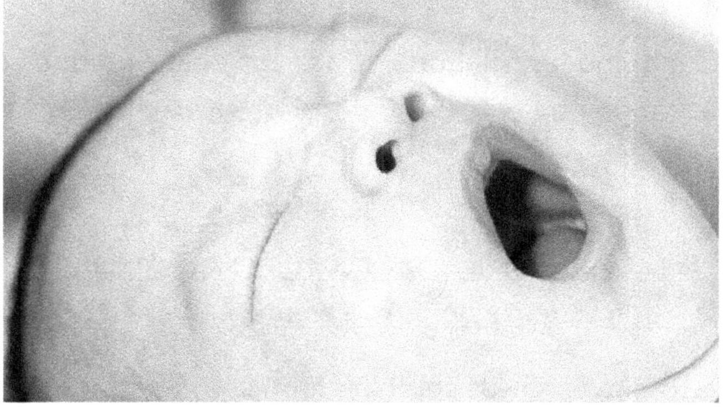

Una de las razones más importantes por la cual no se recomiendan los métodos de entrenamiento para que el bebé supuestamente duerma toda la noche es que estos métodos automáticamente asumen que el bebé se despierta frecuente en la noche por que tiene un mal hábito de sueño, cuando la realidad puede ser que el bebé este padeciendo de alguna condición médica. Entre las señales de que esto puede ser la razón pueden ser:

❖ El bebé que se despierta con dolores de cólico

❖ Un bebé que antes dormía bien y ahora de repente se comienza a despertar más frecuente

❖ Un bebé que nunca ha dormido bien

❖ Un bebé que tiene otros síntomas de enfermedad

❖ Un bebé que llora sin consuelo

❖ Cuando tu intuición te dice que algo anda mal con el bebé

❖ Cuando no hay ninguna otra causa aparente que este causando que el bebé se despierte frecuente

<u>Entre las causas médicas más comunes que pueden causar el levantar frecuente nocturno están:</u>

❖ Las más obvias como la dentición, infección de oído, infección urinaria.

❖ Reflujo—se pueden mejorar los síntomas elevando la cuna a unos 30%, junto con tratamiento medico.

❖ Alergias—puede ser alergia a la fórmula o alergia a los lácteos que la madre consume. Esto puede ser la clave, en especial si los bebés tienen muchos gases.

❖ Parásitos—A veces, si el bebé tiene bichillos, el picor lo puede mantener despierto la mayor parte de la noche.

II. Colecho

Compartiendo el sueño con el bebé

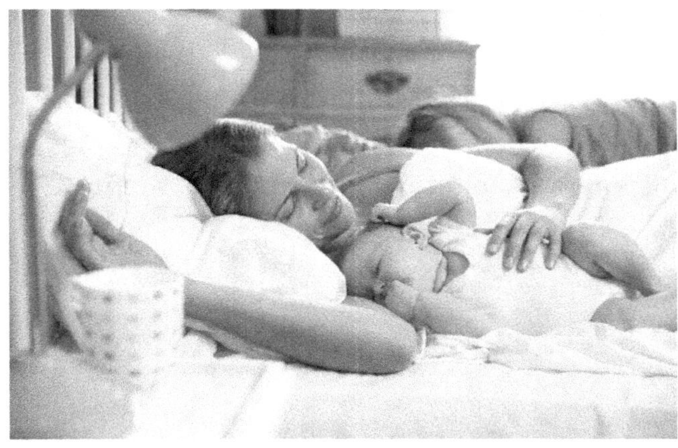

Muchas veces, cuando hablamos de compartir el sueño con el bebé, muchos piensan que esto es necesariamente dormir con el bebé en la cama. Sin embargo, el compartir el sueño puede ser tanto cuando dormimos con el bebé, como cuando dormimos en proximidad con el bebé (la cuna cerca de la cama de los criadores).

Debido al tamaño de sus estómagos, los bebés necesitan levantarse y comer frecuentemente durante los primeros meses de vida. Es por esto por lo que ellos se levantan frecuentemente en la noche. La lactancia facilita estas alimentaciones nocturnas, ya que uno se puede llevar al bebé a la cama, y lactarlo recostada (aun cuando uno no se duerma).

Sin embargo, se sobreentiende que el compartir la cama con el bebé no es aplicable ni a todas las situaciones ni a todas las familias. El dormir en proximidad con el bebé (la cuna del bebé cerca de la cama) sí facilita las noches de toda la familia. Esto es porque al tener al bebé cerca, se pueden atender sus necesidades rápidamente, sin interrumpir el sueño del resto de la familia. Por el contrario, un bebé que se levanta frecuente llorando, y duerme en otra habitación, interrumpe el sueño de toda la familia.

Efectos positivos de compartir el sueño con el bebé

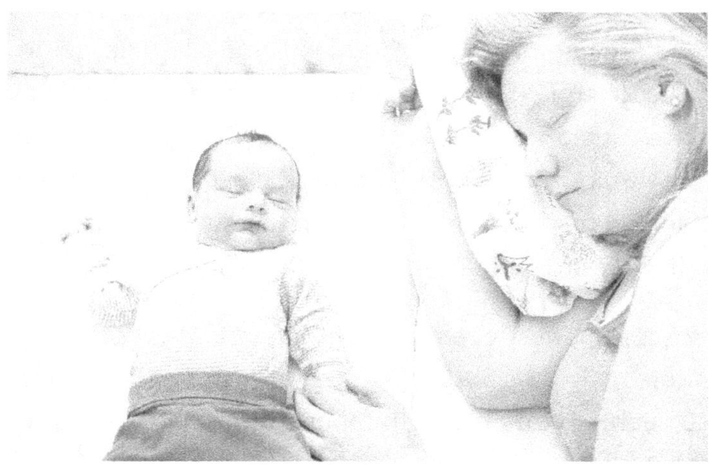

En culturas como la nuestra, se espera que el bebé aprenda a dormirse solo y en otra habitación, alejado de los criadores. Se ve, tanto por los psicólogos como por algunos criadores el que el niño duerma solo como la forma más segura y saludable; asumiendo que esta práctica promueve la autonomía fisiológica y social del niño. Sin embargo, los estudios dicen todo lo contrario.

Mientras ningún ambiente para dormir es completamente sin riesgos para el bebé, un estudio hecho en el 2006 (Ball 2006) encontró que cuando los criadores duermen con sus bebés, el criador adopta una posición protectora, lo cual dificulta el que se vaya a aplastar al bebé mientras duerme.

Otro estudio hecho en el 2005 (Mackenna y McDade2005) encontraron que aquellos infantes que dormían cerca de un "adulto comprometido" tenían la mitad de riesgo de muerte de cuna (SIDS), en comparación con aquellos infantes que dormían en otra habitación solos, o aun en otra habitación con otros infantes. El estudio se hizo con criadores que dormían con sus crías, o cuyas cunas estaban en proximidad a la cama familiar.

Todos los infantes eventualmente dejarán la cama de los criadores; algunos antes que otros. Una vez el infante esté lo suficientemente listo e independiente, dejará la cama familiar.

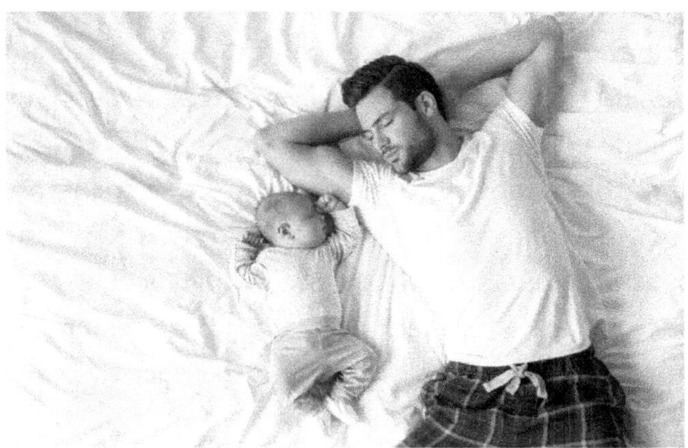

Para aquellos que no apoyan el colecho (compartir la cama familiar con el infante), algunos hasta asimilan el colecho a poner al infante en una cuna llena de cuchillos. Sin embargo, esta comparación no es correcta. Para practicar un colecho seguro se recomiendan los siguientes pasos:

❖ **Que el infante duerma sobre la espalda (boca arriba)**—mientras que muchos criadores mencionan que los infantes duermen más profundo cuando duermen sobre la barriga, el hecho de dormir "profundo" en lugar de "liviano" es lo que hace la posición sobre la barriga menos apropiada. Esto es debido a que el "sueño liviano" es fisiológicamente más apropiado y seguro para los infantes, ya que si el infante sufre de un episodio de apnea (parar de respirar), es más fácil que el infante se despierte si el sueño es liviano, que si el sueño es profundo. Los infantes están hechos biológicamente para seguir las señales de su criador principal (que usualmente es la madre o persona lactante), donde la pareja lactante crea un tipo de "conciencia mutua", en especial cuando colechan. Esto significa que el criador principal se despierta apenas segundos antes que su infante; y donde también se ha demostrado a través de estudios científicos que aquellos infantes que colechan, sincronizan su temperatura corporal, su respiración, y hasta los latidos del corazón con su criador. Esto ayuda a que los infantes desarrollen sus ritmos neurológicos.

❖ **Lactancia**—la lactancia es compatible con el colecho por dos cosas: (1) la posición que toma la pareja lactante para amamantar; (2) y la conciencia de sueño. Los infantes amamantados se mantienen cerca de la persona lactante en la noche, y no deambula por toda la cama. Un estudio científico encontró que contrario a lo que se indica, de que los infantes que colechan están en riesgo de aplastamiento por uno de sus criadores; el mayor riesgo de colechar con los infantes es que un infante que deambula por la cama familiar está más en riesgo de quedar atrapado entre una pared, un mueble, la cabecera o pie del a cama y el colchón. Se observó que aquellos infantes que amamantan suelen estar cerca de la persona lactante, al nivel de su pecho; mientras que los infantes que se alimentan con biberón suelen deambular por la cama familiar, o dormirse encima de las almohadas, más arriba del pecho de los criadores. Por otra parte, encontraron que los infantes que se alimentaban con fórmula tenían un sueño más profundo que los infantes amamantados; y debido a esto, se encontró que los criadores usualmente no se sincronizan con el sueño del infante, es decir, no había conciencia de sueño entre los criadores y el infante, lo cual en cierta forma los predispone a accidentes si se comparte la cama familiar. Por esto se recomienda que si el infante es alimentado con fórmula, es preferible que duerma en proximidad a los criadores (en la misma habitación, pero en su propia cama) en lugar de compartir la cama familiar.

* **Crear el ambiente de dormir**—oscuridad, silencio, temperatura adecuada, vestimenta adecuada, pañal limpio, y ropa adecuada. Se recomienda que la ropa de cama este limpia, preferiblemente lavada con detergentes no tóxicos.

* **Asegurar el perímetro**—si se va a practicar el colecho, es recomendable mover o remover todo aquel mueble o cualquier cosa que pueda ser peligrosa para el infante, lejos de la cama. Algunos criadores han optado por poner el colchón en el suelo. Para proteger el colchón, se puede colocar sobre matress de yoga o una alfombra de área. No se recomienda ni tener muchas almohadas, ni cojines, ni peluches, que puedan

asfixiar al infante. Hay criadores que prefieren las barandas portátiles que vienen para colocar en la cama familiar. En estos casos, se recomiendan aquellas barandas que tienen mallas, ya que son más seguras para los infantes.

❖ **Que cada uno de los que comparta la cama familiar tenga su propio espacio en la cama**—muchos profesionales recomiendan que el infante duerma al lado del criador principal (la madre o persona lactante) en lugar de entre medio de ambos criadores. Esto es debido a que, por lo general, el criador principal o persona lactante, suele estar más consiente del infante (tanto física como mentalmente) de la presencia del infante a su lado mientras colechan. El padre o el otro criador puede no estar tan sensible a la presencia del infante a su lado, poniendo al infante en riesgo de aplastamiento, o que se le dé un golpe con un brazo. Aunque hay que aclarar que se encontró que aquellos criadores o criadores que compartían la cama con la pareja lactante, por lo general también creaban conciencia de la presencia del infante a su lado. No se recomienda que se incluya en la cama familiar ni a otros hijos, ni mascotas, ya que una cama concurrida no es segura para ningún infante. Si se va a compartir la cama familiar con un trotón, se recomienda que no se dejen los infantes solos en la cama, sin la presencia de un adulto; como también se recomienda que no se coloque al infante al lado del trotón.

❖ **Que la habitación esta fresca**—se recomienda que la habitación tenga una temperatura entre los 65-70 grados Fahrenheit (18-21 grados Celsius). Hay que tener en cuenta que el dormir junto con el infante aumenta la temperatura corporal de ambos; por esto es tan importante la temperatura de la habitación. Claro está, no todos los hogares pueden mantener o lograr esta temperatura. En este caso nos vamos a fijar en la vestimenta a la hora de dormir; menos vestimenta en climas cálidos; más vestimenta en temperaturas frías.

Razones para practicar el colecho

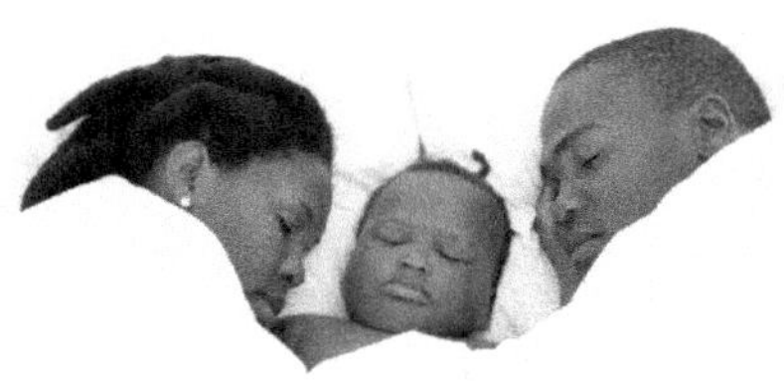

El colecho es compartir la cama familiar con el bebé. El dormir en proximidad es compartir la habitación con el bebé; ya sea, dormir con la cuna en la habitación (aun las cunas que se ajustan junto a la cama). Se ha encontrado que hasta un 90% de los infantes duermen, ya sea en proximidad con sus criadores, o practicando el colecho.

El colecho no debe ocurrir en ambientes inseguros, tales como sofás o cama de agua; ya que este tipo de superficie es peligrosa para el infante. También se considera inseguro el que el infante comparta la cama familiar con alguien que no es uno de sus criadores, ya que se ha encontrado que los cuidadores no comparten la conciencia de sueño con el infante, como lo hacen los criadores. Se sabe que la conciencia de sueño es mayor entre la pareja lactante; pero se ha encontrado que aun el padre que comparte la cama familiar desarrolla la conciencia de sueño con su bebé.

<u>**Entre las razones para practicar el colecho:**</u>

❖ **El corazón del infante se sincroniza con el de sus criadores**—un estudio encontró que los infantes crean una "relación homeostática" con sus criadores, que no la crean con otras personas. Se encontró también que aquellos infantes que colechan con sus criadores, disfrutan de un despertar protector, es decir, que si el infante se encuentra en peligro, estos suelen despertarse más fácilmente. El infante se encuentra "fisiológicamente seguro" ya que su temperatura, ritmo cardiaco, y respiración es más estable cuando se comparte la cama familiar.

❖ **El infante se mantiene seguro**—los infantes que colechan se mantienen sincronizados a sus criadores, en especial si es una pareja lactante, donde se nota que la pareja lactante transiciona segundos una de otra. El infante se mantiene seguro, porque el criador reacciona rápidamente en beneficio del infante. Hay estudios que demuestran que hay menos casos de muerte de cuna o muerte repentina entre infante que colechan que entre los que no. Se dice que el compartir el sueño infantil crea una harmonía de sueño que protege al infante; es decir, el criador que colecha está más consciente de cuando su infante se encuentra en peligro.

❖ **Facilita la lactancia**—se encontró que los infantes amamantan hasta dos veces más cuando se colecha, que cuando se duerme separado del bebé. Esto es beneficioso para la lactante, ya que mantiene una producción de leche saludable, suprime la ovulación (amenorrea de la lactancia); y ayuda aquellos infantes con pobre ganancia de peso o de bajo peso al nacer. Para la lactante es beneficioso, porque no se tiene que salir de su cama para amamantar (lo cual es agotador).

❖ **Los criadores duermen más**—contrario a lo que se piensa (que los criadores que alimentaban con fórmula a sus infantes duermen más), un estudio encontró que era todo lo contrario. Sin embargo, aunque las personas lactantes que colechan duermen más, su sueño es más liviano; lo cual es más apropiado y seguro para el bebé, ya que un infante cuyo sueño es liviano, suele despertarse si se presenta un episodio de apnea (parar de respirar). El movimiento de la pareja lactante, junto al olor de la leche, también fomenta que ambos permanezcan en sueño liviano por un periodo de tiempo más largo.

NOTA: Mientras casi todas las organizaciones relacionadas a la salud infantil están de acuerdo que el dormir en proximidad con el infante es beneficioso, y hasta disminuye el riesgo de muerte de cuna a la mitad; la mayoría de estas organizaciones no están en consenso en

cuanto al colecho. Por ejemplo, la Academia Americana
de Pediatría (AAP) no está a favor del colecho, pero sí del
dormir en proximidad. Sin embargo, tanto UNICEF como
la Organización Mundial de la Salud favorecen el colecho.
Lo importante a la hora de practicar el colecho es evitar
aquellas situaciones que hacen que el colecho no sea
seguro (fumar, estar bajo influencia de alcohol o drogas,
obesidad en los criadores, superficie de dormir no segura,
compartir la cama con otros hijos o hijas, o con mascotas,
y la alimentación con fórmula).

Seguridad y beneficios del colecho

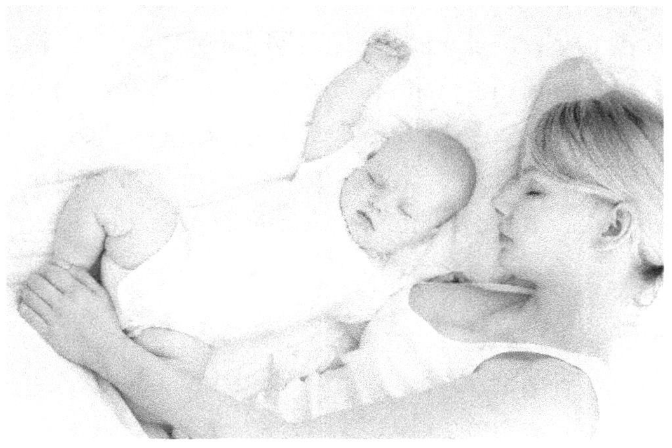

Aunque el colecho no es visto con buenos ojos por nuestra sociedad, son muchos los nuevos criadores que de repente notan que la única manera que todos en el hogar pueden dormir es descansar es cuando se comparte la cama con el nuevo bebé. Esto ocurre, porque cuando se practica el colecho, el infante y sus criadores comparten el mismo ciclo de sueño. Mientras que cuando el infante duerme en una habitación separada, se afecta el ciclo de sueño, no solo del infante, sino también del criador que se despierta para atender sus necesidades nocturnas. Si el criador se despierta durante el ciclo de sueño profundo, será mucho más difícil conciliar el sueño.

Sin embargo, muchos criadores se preocupan de que si la práctica del colecho es una práctica segura, en especial, cuando reciben de los medios una información conflictiva de que el colecho es peligroso y riesgoso. Estudios científicos han demostrado que esta información de miedo es errónea, y que al contrario, se encontró que aquellos criadores que colechan, en especial las parejas lactantes, existe un menor riesgo de muerte de cuna, y los infantes suelen ser hasta más saludables. Algunos estudios científicos hasta demostraron que el compartir la cama con los criadores era hasta dos veces más seguro que dormir en la cuna.

Una prueba de esto es que en la mayoría de los países alrededor del mundo los infantes colechan, siendo esto la norma y no la excepción. Y lo más asombroso de esto es que sus porcentajes de muerte de cuna o son inexistentes o extremadamente bajos, en comparación con los infantes de los Estados Unidos, donde por lo general no se colecha, y los porcentajes de muerte de cuna son ¾ veces más altos.

❖ Asegurando seguridad cuando se colecha

❖ El infante debe dormir siempre sobre su espalda

❖ Nunca se debe dejar al infante solo en la cama

❖ Nunca arrope la cabeza del infante

❖ Ni la cabecera ni los pies de la cama deben tener aperturas o columnas que puedan atrapar la cabeza del infante

❖ Mantener las almohadas, el edredón y peluches bien lejos del infante

❖ No se debe colechar si uno de los criadores está bajo los efectos del alcohol, medicamentos, drogas

❖ No se recomienda colechar si uno o ambos criadores fuman cigarrillos, ya que esto aumenta el riesgo de muerte de cuna

❖ No se recomienda colechar junto con mascotas o otros hijos en la misma cama que se compartirá con el infante

❖ La cama no debe estar cerca de ventanas donde el infante pueda trepar y caer
La cama no debe estar cerca de cortinas o persianas, donde el infante pueda estrangularse con los cordones de esta

❖ El infante debe estar al lado de la persona que lacta o criador principal, y no entremedio de ambos criadores

❖ No se recomiendan las camas "nido"; es preferible las cunas que se ajustan junto a la cama de los criadores

NOTA: El colecho es una decisión personal de cada familia. Los criadores son los que determinan si el colecho es una buena alternativa para su situación familiar.

Consejos de Seguridad para los Criadores que Comparten la Cama con sus Bebés

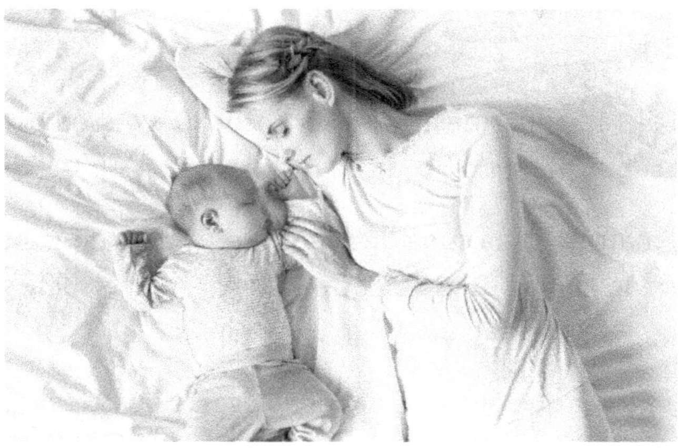

Muchas familias han encontrado que el compartir la cama familiar o dormir en proximidad con el bebé (la cuna cerca de la cama de los criadores) hace las noches mucho más fáciles para toda la familia. A continuación, compartiremos contigo algunas ideas. Solo tú puedes decidir cuales funcionaran bajo tus circunstancias personales y cuáles no. Pero sobre todo, siempre mantén la seguridad de tu bebé en mente.

❖ El bebé debe dormir sobre su espalda

❖ Evitar exponer al bebé al humo de cigarrillo, ya que esto aumenta el riesgo de muerte de cuna (SIDS)

❖ El bebé debe dormir en proximidad a sus criadores, y no en una habitación solo

- Si se comparte la cama con el bebé, el bebé debe estar con la barriga hacia el criador principal, y las piernas del criador deben prevenir que el bebé caiga bajo la frisa

- Si el bebé duerme en una cuna, sus pies deben estar tocando el fondo de la cuna

- El matress de la cuna debe ser firme, plano, que no quede ningún espacio entre la cuna y el matress, limpio, y con sábanas bien ajustadas

- Asegurar que el bebé no pueda caerse de la cuna

- Si se colecha, hay que asegurar que tanto la ropa de dormir de los criadores como la del infante no tenga ningún cordón o cinta que pueda enredarse en el bebé y estrangularlo

- Se deben mantener las frisas y las almohadas lejos de la cara del bebé

- Si se comparte la cama con otros hijos mayores aparte del bebé, debe haber un adulto entre los otros infantes

- Las mascotas no deben dormir con el bebé

- No se debe dormir con el bebé en un sofá cama ni en una butaca reclinable

- No se debe dormir con el bebé si uno de los criadores ha ingerido alcohol, o está bajo la influencia de alguna

droga, o tomado algún medicamento que de sueño, o
este demasiado cansado (agotado)

❖ No se debe dormir con el bebé si alguno de los
criadores es un fumador (aun si no fuma en la cama)

❖ No se debe dormir con el bebé si alguno de los
criadores está enfermo

Sugerencias que ayudan a compartir la cama con el bebé o dormir con proximidad al bebé

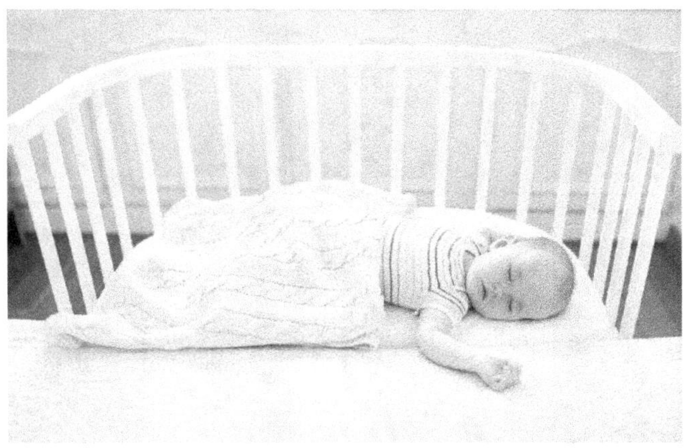

- ❖ Se puede colocar el matress de la cuna al mismo nivel de la cama familiar, y empujar la cuna hacia la cama. Si es necesario, se puede amarrar la cuna a la cama (siempre y cuando el amarre no presente un riesgo para el infante)

- ❖ Adquirir una cuna diseñada para dormir en proximidad

- ❖ Adquirir una cama de tamaño King

- ❖ Hacer la cama familiar más grande añadiéndole al lado una cama Twin

- ❖ Dormir con el bebé en un matress en el piso

- ❖ Colocar una baranda al lado de la cama

Cómo disminuir el riesgo de muerte súbita infantil

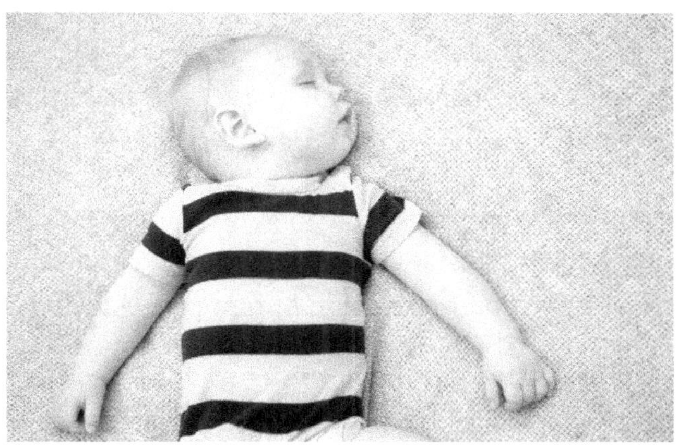

El síndrome de muerte súbita infantil es un fenómeno que aun hoy en día no tiene mucha explicación. Simplemente los criadores acostaron a su bebé a dormir, y este nunca despertó. Todos los criadores temen al síndrome de muerte súbita infantil. Y mientras que para esto no hay ningún tipo de garantía, si hay formas de reducir el riesgo. Se ha encontrado que el periodo entre los dos y cuatro meses de vida son los más vulnerables para el síndrome de muerte súbita infantil. Entre los pasos para disminuir los riesgos están:

❖ **NO fumar**—Se recomienda que todos en el hogar eliminen el cigarrillo (preferiblemente desde la gestación). Se ha encontrado que el humo del cigarrillo en segundas manos es un factor que contribuye al síndrome de muerte infantil. Esto le aplica tanto a los criadores como los cuidadores. Si no se puede o quiere dejar de fumar, no lo haga nunca en presencia del infante (ni en la casa, ni en el automóvil). Como el olor a cigarrillo se queda impregnado en la ropa, piel, cabello y boca, no se recomienda compartir la cama familiar (colecho) si uno de los criadores fuma.

❖ **Buen cuidado prenatal**—Se encontró una conexión entre aquellas gestantes que siguieron un buen cuidado prenatal, y cuidaron su salud durante la gestación.

❖ **El infante debe dormir sobre su espalda**—Se encontró que los infantes que dormían sobre el vientre tenían hasta 13 veces más riesgo del síndrome de muerte súbita infantil.

❖ **Dormir en proximidad versus colecho**—En el año 2016 la Academia Estadounidense de Pediatría recomendó que los infantes durmieran en proximidad con los criadores, pero desalentó el colecho (dormir en la cama con los criadores). El énfasis de que no se compartiera la cama con los criadores es que existe una controversia sobre si el colecho contribuye al síndrome de muerte repentina infantil. Una alternativa al colecho son las cunas que se ajustan al lado de la cama familiar (no se recomienda las cunas tipo nido que se utilizan dentro de la cama familiar).

❖ **Evitar los matress suaves**—La superficie donde duerme el infante no debe ser suave (no matress de espuma, ni lanas, ni colchones, ni almohadas, ni matress de memoria).

❖ **NO a los peluches y a los edredones**—La cuna no debe contener ni peluches ni edredones (si la habitación es fría, se recomienda o pijamas de mangas y piernas largas, o las bolsas de dormir para infantes, ya que tanto los peluches como los edredones presentan un riesgo de sofocamiento para los infantes.

❖ **Dar el pecho**—Estudios científicos han encontrado una relación entre la lactancia y la disminución de los casos de muerte súbita infantil.

❖ **Uso de bobo o chupete**—Estudios científicos han encontrado que el uso del bobo o chupete reduce el riesgo de casos de muerte súbita infantil. Sin embargo, NO se recomienda que ningún tipo de paño, cordón, cuerda o cinta esté sujetando el bobo, ya que esto representa un riesgo de atragantamiento y estrangulamiento.

❖ **Evitar la miel**—No se recomienda ofrecer miel a los infantes menores de un año por el riesgo de botulismo; ya que el botulismo aumenta el riesgo de muerte súbita infantil.

Los bebés deben dormir sobre su espalda

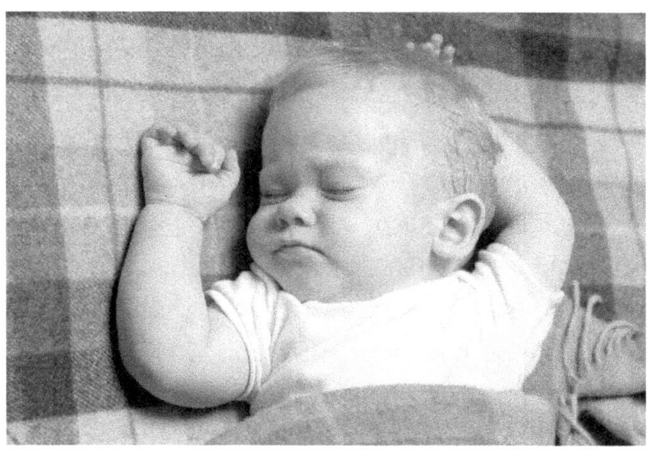

El síndrome de muerte súbita infantil o síndrome de muerte de cuna son algunos términos que se utilizan para describir cuando hay una muerte inesperada en la infancia temprana, que se relaciona con la posición que tenía el infante a la hora de dormir. Debido a esto por casi tres décadas se nos ha exhortado a los criadores el que los bebés deben dormir sobre sus espaldas (posición supina). Se recomienda esta posición hasta el año de vida del infante, para así disminuir el riesgo de muerte súbita infantil.

Por otra parte, a muchos criadores le preocupa el hecho, que después de los dos o tres meses de vida, muchos infantes se viran solos, encontrándolos los criadores, o durmiendo de lado, o durmiendo sobre el vientre. Por esto vamos a discutir los pros y los contras de las diferentes posiciones para dormir.

❖ **Dormir sobre la espalda**—TODOS los bebés deben dormir sobre la espalda, aun para las siestas. Esta es la posición recomendada, ya que estudios científicos demostraron que esta posición disminuía el riesgo de muerte súbita infantil, ya que las vías respiratorias se mantienen abiertas en esta posición. La recomendación de dormir sobre la espalda fue hecha por la Academia Estadounidense de Pediatría en 1992; y desde entonces se ha disminuido los casos de muerte súbita infantil en un 50%. El problema que ha resultado por los bebés dormir sobre la espalda por demasiado tiempo (una cosa es dormir, otra es que los infantes no deben pasar todo el día en esta posición únicamente), es que muchos infantes han desarrollado plagiocefalia posicional, es decir, que la cabeza de desforma, aplanándose la parte trasera del cráneo del infante. Para evitar la plagiocefalia se recomienda practicar colocando al infante sobre su vientre (*"tummy time"*) varias veces durante el día. También funciona colocar la cabeza de lado, en lugar del infante tener la cabeza posicionada hacia arriba mientras duerme.

❖ **Dormir sobre el vientre**—Aunque por años esta fue la posición recomendada para el dormir de los infantes, luego se encontró que esta posición disminuía las vías respiratorias del infante, restringiendo su respiración. También se encontró que en esta posición los infantes estaban más propensos a asfixia, en especial si la superficie donde dormían era suave (sobre un edredón, sobre una almohada, sobre un colchón de espuma, etc.).

❖ **Dormir de lado**—Hace unos años se vendían un tipo de cojines en forma de triángulo o pirámides, para posicionar a los infantes de lado a la hora de dormir. Sin embargo, se encontró que esta práctica era peligrosa, ya que dormir de lado facilita a que el infante se voltee sobre el vientre, aumentando el riesgo de muerte súbita infantil.

NOTA: Entre los cuatro y cinco meses de vida, muchos infantes se voltean solos sobre el vientre durante la noche. Ya a esta edad ha disminuido el riesgo de muerte de cuna (el riesgo mayor es entre el primer y segundo mes de vida, pero continua hasta los 12 meses de vida); pero aun así, se recomendó que los criadores acuesten al infante sobre la espalda. Si el infante se volteó solo, hay que fijarse que la cara está volteada hacia uno de los lados, y el infante respira sin dificultad.

Preocupaciones sobre dormir sobre la espalda

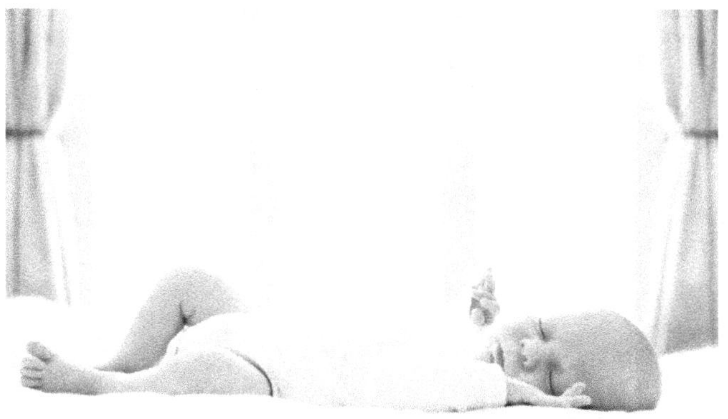

Demasiado tiempo sobre la espalda puede causar que la cabeza del infante se amolde a una forma no natural (plagiocefalia). El uso excesivo del asiento de auto, columpios y otros equipos de infantes también contribuyen a que empeore esta alternación de los huesos craneales blandos. Para prevenir esta situación, se recomienda que se alterne la posición de la cabeza del infante mientras este duerme; como también, limitar el tiempo en el asiento de auto (menos cuando se está en el auto), columpios, coche, etc. Una alternativa para llevar el infante es el porteo (que también contribuye al sueño del infante); como también, el practicar el "tummy time", el cual consiste que durante el día, el infante pase tiempo sobre su barriga.

III. Lactancia nocturna

Importancia de la Lactancia Nocturna

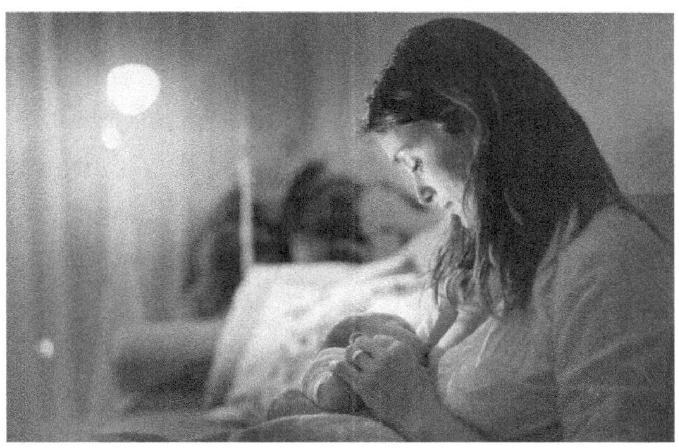

Uno de los aspectos más difíciles del cuidado del recién nacido es la privación de sueño de los criadores. La mayoría de las lactantes en esta etapa se levantan sintiéndose como si no hubieran dormido nada. Muchas creen que la falta de sueño es culpa de la lactancia. Pero la verdad es que, no importa la forma en que el infante se alimente, las alimentaciones nocturnas son difíciles. Cuando la lactante comprende el por qué son tan importantes las alimentaciones nocturnas, esto la ayudará a manejar mucho mejor la falta de sueño.

Los infantes amamantados se despiertan frecuentemente para amamantar en las noches. Y aunque esto signifique para la lactante que su sueño será interrumpido, las alimentaciones nocturnas durante los primeros meses son esenciales para brindarle al infante la nutrición adecuada, como para crear y mantener la producción de leche.

Cuando se da el pecho, la persona lactante no tiene que despertarse por completo para preparar y calentar la leche.

En las primeras semanas, los infantes suelen dormir en proximidad de con los criadores; donde la lactante solo tiene que tomar al infante en los brazos y amamantar. La lactante puede recostarse y lactar acostada. Algunas hasta se quedan dormidas.

<u>Otras razones positivas para la lactancia nocturna:</u>

* **El estómago del infante es pequeño**—En el momento del nacimiento, la capacidad del estómago del infante es de alrededor de 7 mL (e irá creciendo con el paso de los días). En estas primeras semanas, el estómago se vacía alrededor de la hora de haber amamantado. Por eso es común el patrón de muchos recién nacidos de amamantar cada 1 a 2 horas. Las alimentaciones frecuentes durante los primeros días y semanas ayudan a maximizar la producción de leche.

* **La ingesta de leche durante la noche es importante**— Estudios científicos demuestran que un 64% de los infantes entre 1 a 6 meses amamantan de una a tres veces en la noche, es decir, que un 20% de toda la leche que consume un infante es durante las alimentaciones nocturnas.

❖ **La lactancia nocturna ayuda al infante a dormir**—El reloj interno ("ritmo circadiano") es regulado por hormonas que nos ayudan a levantarnos en las mañanas, y dormir en las noches. La leche humana contiene triptófano, que es un aminoácido que ayuda a cuerpo a producir melatonina, la hormona que induce y regula el sueño. Los niveles de triptófano en la leche humana aumentan y disminuyen según el reloj interno de la madre (o persona lactante), lo cual a su vez, ayuda a desarrollar el reloj interno del infante.

❖ **La lactancia nocturna es importante para la amenorrea (falta de menstruación) de la lactancia**—El método anticonceptivo de amenorrea por la lactancia es un 98% efectivo cuando se practica de forma correcta. Muchas lactantes notan el retorno de la menstruación cuando disminuyen o eliminan la lactancia nocturna.

❖ **La lactancia nocturna protege contra la muerte de cuna (SIDS)**—Esto puede ser debido a que el despertar nocturno del infante es un mecanismo de supervivencia. Como la lactancia es la forma "natural" de alimentar los infantes, los infantes amamantados se despiertan frecuente, reduciendo el riesgo de muerte de cuna. Un estudio científico, hecho por el Consejo de Salud Nacional y Estudios Médicos de Australia, encontró que el no amamantar aumenta el riesgo de muerte de cuna un 56%.

❖ **Las lactantes duermen más**—Un estudio científico demostró que las lactantes suelen dormir más tiempo, y se quedan dormidas más rápido que las que combinan o alimentan con fórmula. Otro estudio indicó que las lactantes que amamantan dormían en promedio 40-45 minutos más. El que el infante duerma toda la noche es parte de las destrezas de desarrollo individual de cada infante, y no está relacionado con su tipo de alimentación.

Las alimentaciones nocturnas del bebé

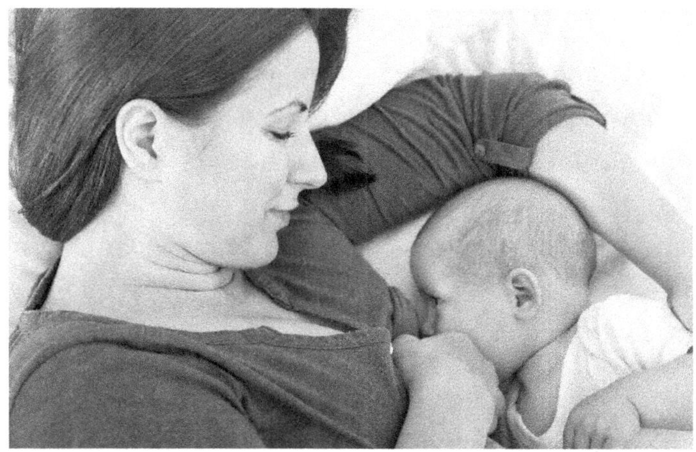

Muchos pediatras recomiendan que no se deje dormir al bebé más de tres o cuatro horas sin alimentarse (aunque muchos bebés se levantan más frecuentes que esto).

En esta etapa es donde comenzamos a conocer al bebé y a "entender" las señales que este nos da. Los bebés hacen sonidos cuando duermen, pero no necesariamente estos sonidos significan que el bebé está despierto. Debemos aprender a diferenciar entre los sonidos "normales" que hace el bebé cuando duerme, y los sonidos que hace cuando realmente está hambriento. Cuando un bebé llora de hambre debemos atenderlo rápidamente. Si respondemos rápido cuando tiene hambre, lo más probable es que el bebé volverá a dormirse tan pronto termine la alimentación. Pero si se deja llorar al bebé y no lo atienden con rapidez, de seguro el bebé se despertará por completo, y te tomará a los criadores mucho más tiempo en que se vuelva a dormir.

Ningún criador dirá que le encanta levantarse varias veces en la noche para atender a su bebé. No importa cuánto amemos a nuestro bebé, las malas noches son difíciles para cualquiera. Sin embargo, esto es parte de la crianza. Así es que si como quiera hay que levantarse a atender al bebé en la noche, lo mejor es hacerlo de forma que se haga la vida lo más cómoda posible.

El primer paso es aceptar que esto es parte del proceso de la infancia; es mejor tomarlo de forma relajada, ya que el estresarse o frustrarse no cambiara nada. Hay que tener en mente que cada día que pasa será mucho más fácil que el día anterior.

El sueño de los criadores

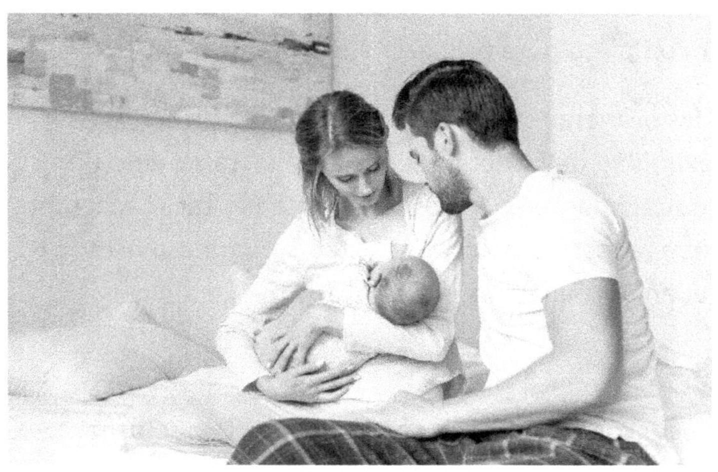

Uno de los aspectos más difíciles del cuidado del recién nacido es la privación de sueño de los criadores. La mayoría de las lactantes en esta etapa se levantan sintiéndose como si no hubieran dormido nada. Muchas creen que la falta de sueño es culpa de la lactancia. Pero la verdad es que, no importa la forma en que el infante se alimente, las alimentaciones nocturnas son difíciles. Cuando la lactante comprende el por qué son tan importantes las alimentaciones nocturnas, esto la ayudará a manejar mucho mejor la falta de sueño.

Los infantes amamantados se despiertan frecuentemente para amamantar en las noches. Y aunque esto signifique para la lactante que su sueño será interrumpido, las alimentaciones nocturnas durante los primeros meses son esenciales para brindarle al infante la nutrición adecuada, como para crear y mantener la producción de leche. Cuando se amamanta, la lactante no tiene que despertarse por completo para preparar y calentar la leche.

En las primeras semanas, los infantes duermen en proximidad de la lactante; donde la lactante solo tiene que tomar al infante en los brazos y amamantar. La lactante puede recostarse y lactar acostada. Algunas hasta se quedan dormidas.

<u>Otras razones positivas para la lactancia nocturna:</u>

- ❖ **El estómago del infante es pequeño**—En el momento del nacimiento, la capacidad del estómago del infante es de alrededor de 7 mL (e irá creciendo con el paso de los días). En estas primeras semanas, el estómago se vacía alrededor de la hora de haber amamantado. Por eso es común el patrón de muchos recién nacidos de amamantar cada 1 a 2 horas. Las alimentaciones frecuentes durante los primeros días y semanas ayudan a maximizar la producción de leche.

- ❖ **La ingesta de leche durante la noche es importante**— Estudios científicos demuestran que un 64% de los infantes entre 1 a 6 meses amamantan de una a tres veces en la noche, es decir, que un 20% de toda la leche que consume un infante es durante las alimentaciones nocturnas.

❖ **La lactancia nocturna ayuda al infante a dormir**—El reloj interno ("ritmo circadiano") es regulado por hormonas que nos ayudan a levantarnos en las mañanas, y dormir en las noches. La leche humana contiene triptófano, que es un aminoácido que ayuda a cuerpo a producir melatonina, la hormona que induce y regula el sueño. Los niveles de triptófano en la leche humana aumentan y disminuyen según el reloj interno de la madre (o persona lactante), lo cual a su vez, ayuda a desarrollar el reloj interno del infante.

❖ **La lactancia nocturna es importante para la amenorrea (falta de menstruación) de la lactancia**—El método anticonceptivo de amenorrea por la lactancia es un 98% efectivo cuando se practica de forma correcta. Muchas lactantes notan el retorno de la menstruación cuando disminuyen o eliminan la lactancia nocturna.

❖ **La lactancia nocturna protege contra la muerte de cuna (SIDS)**—Esto puede ser debido a que el despertar nocturno del infante es un mecanismo de supervivencia. Como la lactancia es la forma "natural" de alimentar los infantes, los infantes amamantados se despiertan frecuente, reduciendo el riesgo de muerte de cuna. Un estudio científico, hecho por el Consejo de Salud Nacional y Estudios Médicos de Australia, encontró que el no amamantar aumenta el riesgo de muerte de cuna un 56%.

❖ **Las lactantes duermen más**—Un estudio científico demostró que las lactantes que amamantan duermen más tiempo, y se quedan dormidas más rápido que las lactantes que combinan o alimentan con fórmula. Otro estudio indicó que las lactantes que amamantan dormían en promedio 40-45 minutos más. El que el infante duerma toda la noche es parte de las destrezas de desarrollo individual de cada infante, y no está relacionado con su tipo de alimentación.

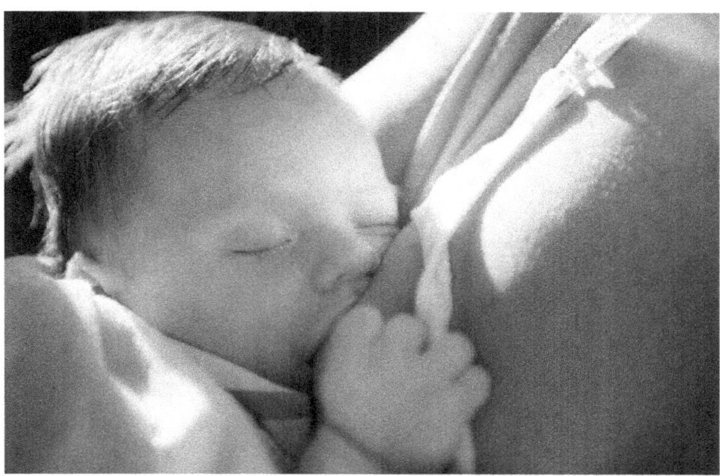

❖ Conocer que la lactancia nocturna es importante. El cuerpo de la lactante produce más prolactina (la hormona para producir leche) en las noches; así que las tetadas nocturnas ayudan a la producción.

❖ La lactante debe encontrar una posición cómoda. El amamantar recostada ayuda a la lactante a descansar mientras amamanta, aun cuando esta no se duerma.

❖ Dormir en proximidad. Esto facilita las alimentaciones nocturnas, como también reduce el riesgo de muerte de cuna.

❖ No mirar el reloj. El estar pendiente al reloj hace la lactancia más difícil para la lactante.

❖ Ropa cómoda para lactar. Esto da acceso fácil al pecho, como también la lactante está cómoda.

❖ Luces apagadas. Aun cuando el infante se despierte, es bueno mantener las luces apagadas, para fomentar que el infante se vuelva a dormir.

❖ Ser organizada. Se recomienda que se mantengan pañales limpios, agua de tomar y meriendas accesibles en la mesa de noche.

❖ Tomar siestas cuando sea posible. Lo ideal es aprovechar y dormir cuando el infante duerme. No es tan fácil cuando se tiene que atender a otras crías.

Preguntas Frecuentes Sobre la Lactancia Nocturna

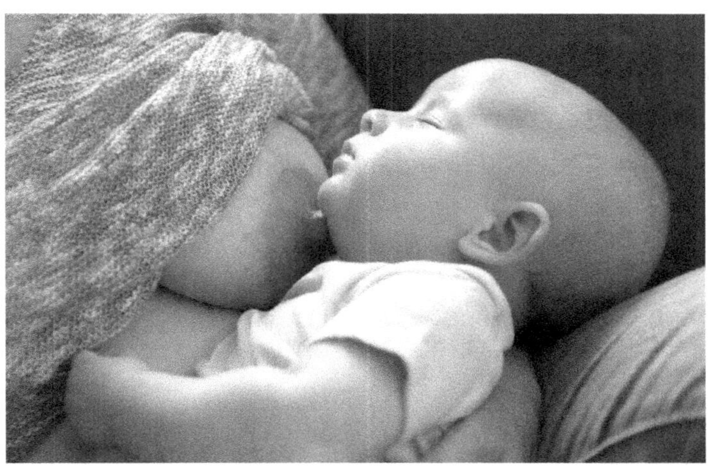

❖ ¿Debo siempre dar el pecho para dormir al bebé?

Por lo general, durante las primeras semanas y meses, la lactancia y el sueño infantil van de la mano. La mayoría de los infantes se quedan dormidos en algún punto dentro de la tetada. No hay ningún problema si se utiliza la lactancia para dormir al infante. Sin embargo, algunos criadores prefieren o desean utilizar otras técnicas para dormir al infante. En estos casos, se recomienda que se espere hasta los tres meses del infante.

❖ **¿Cómo puedo facilitar la lactancia nocturna?**

Es mucho más fácil la lactancia nocturna cuando el infante duerme en proximidad, ya sea al lado de la cama, en una cuna o moisés, o compartiendo la cama familiar. Se sabe que las lactantes que comparten el sueño con sus infantes amamantan por más tiempo.

❖ **¿El bebé dormirá más con fórmula?**

El introducir la fórmula no aumentara ni la cantidad ni la calidad de sueño. Es mucho más fácil volverse a dormir (tanto para la lactante como para el infante) cuando se amamanta, que cuando se alimenta artificialmente.

❖ **¿Cómo puedo lograr que el bebé duerma sin el pecho?**

Esto es un proceso gradual. Los primeros meses, los infantes amamantan y duermen todo el día. De momento, el infante comienza como que a comprender el concepto de que las noches son para dormir. Para ayudar que el infante reconozca la diferencia entre el día y la noche, se recomienda que durante el día, se exponga al infante a la luz y al ruido. Durante la noche, se debe crear un ambiente propicio para dormir; es decir, luces bajas, silencio. También podemos reducir los cambios de pañales nocturnos. Alrededor de los 3 meses, muchos infantes van adoptando su propia rutina.

❖ ¿Cómo puedo ayudar a que el bebé duerma más de noche?

Se pueden hacer "tetadas de maratón" en las tardes, como también pueden hacer "tetadas de sueño". Esto consiste en lactar al infante semidormido en algún momento entre las 10:00 pm y la media noche.

Compartiendo el sueño con el infante

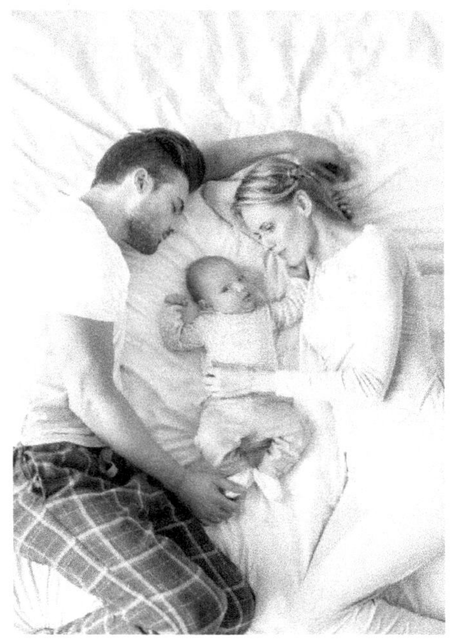

A través de los siglos, el dormir junto con los infantes era la norma. Sin embargo, en nuestra cultura occidental, se fomenta que los infantes duerman solos en una cuna, lejos de los criadores. Se estima que alrededor del mundo la mitad los infantes comparte la cama familiar.

El compartir el sueño o la cama familiar significa que el infante dormirá con los criadores en la cama de los criadores. Aunque la Academia Americana de Pediatría (AAP) no recomienda la cama familiar, sí recomienda que si la lactante está lactando, esta lleve al infante a su cama para amamantar, en lugar de un sillón de mecer o butaca reclinable, ya que en estos casos, la lactante puede quedarse dormida, y dejar caer al infante accidentalmente. La AAP también recomienda que los infantes permanezcan en la habitación de los criadores durante los primeros 6 meses. El compartir el sueño con el infante se puede practicar durmiendo en la cama familiar, o usando una cuna o moisés en la habitación de los criadores, como usando una cuna especial que se junta con la cama de los criadores *("co-sleeper")*.

Aquellos que defienden la cama familiar aseguran que los criadores duermen por más tiempo y mejor cuando comparten la cama con su infante; como también facilita la lactancia nocturna. También hay médicos que aseguran que la cama familiar protege al infante de la muerte de cuna.

<u>NO se recomienda compartir la cama con el infante si:</u>

❖ Se ha consumido alcohol

❖ Se ha utilizado drogas

❖ Se están tomando medicamentos

❖ Hay otros infantes o niños mayores compartiendo la cama familiar

❖ Hay mascotas compartiendo la cama familiar

❖ La cama es de agua

❖ Si es un sofá, futón o sofá cama

❖ Es una butaca reclinable

❖ Los criadores están agotados

NOTA: Todas estas cosas hacen que la cama familiar no sea segura.

Reglas para practicar la cama familiar

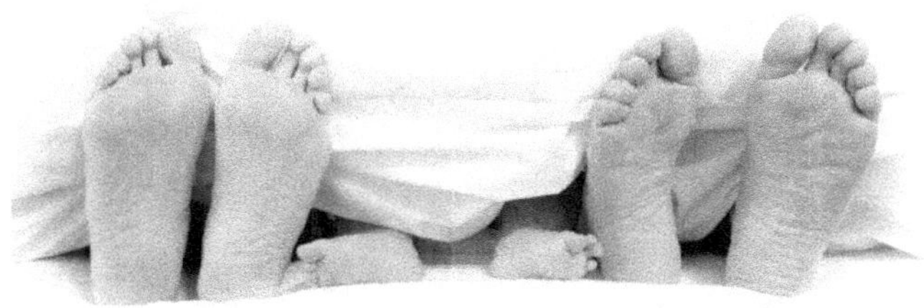

Si se va a compartir la cama familiar con el infante, ya sea para dormir una siesta o toda la noche, se recomienda:

- ❖ Que el infante duerma sobre su espalda

- ❖ Que el colchón sea limpio y firme

- ❖ Que la frisa no sea mullida

- ❖ No debe haber ni peluches ni cojines

- ❖ Que la ropa de dormir del infante sea de una sola pieza

- ❖ El practicar la cama familiar es una decisión personal. Se debe tomar la decisión fijándose en las necesidades particulares de la familia, y no por las opiniones de otros.

Cuando NO se recomienda compartir la cama familiar

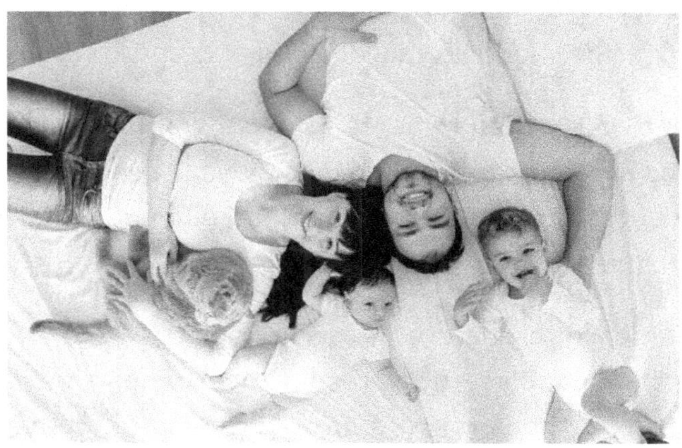

No se recomienda compartir la cama familiar bajo las siguientes condiciones:

* **Uno de los criadores fuma**—el mayor riesgo de muerte de cuna o muerte repentina es cuando uno de los criadores fuma, o fumó durante la gestación, o continúa fumando una vez nace el bebé.

* **Uno de los criadores está bajo la influencia**—el estar bajo la influencia, ya sea de alcohol o drogas, hace que estemos menos receptivos.

* **Uno de los criadores está enfermo**—si uno de los criadores está enfermo o está tomando medicamentos, esto hace que este menos receptivo.

* **Uno de los criadores sufre de obesidad extrema**— mientras que hay controversia si esto es un riesgo o no

para el infante; la razón para ponerlo como "riesgo" es el hecho de que muchas personas obesas padecen de apnea de sueño, lo cual dificulta el despertar.

❖ **Uno de los criadores está exhausto por la falta de dormir**—el estar agotado disminuye la conciencia de sueño entre el criador y el infante, pudiendo interferir en que el criador se despierte.

❖ **Compartir el sueño en superficies no recomendables**—no se recomienda compartir el sueño ni en cama de agua, ni sofá, ni futón, ni sofá cama, ya que el infante se encuentra en mayor riesgo de asfixia debido a que la superficie es demasiado acojinada.

❖ **No se recomienda que cuidadores compartan la cama con el infante**—un cuidador por lo general no va a tener la misma conciencia de sueño que tienen los criadores, o una persona lactante.

❖ **Que hermanos o hermanas compartan la cama familiar con el infante**—no se recomienda que ningún hermano o hermana comparta la cama familiar con un infante menor de 9 meses. Los hermanos o hermanas no tienen la misma conciencia de sueño que tienen los criadores. Aparte, una cama con demasiadas personas es un lugar no seguro para dormir para los infantes.

❖ **No sobrecalentar al infante**—el tan solo compartir la cama junto a uno de los criadores, aumenta la temperatura corporal de ambos.

❖ **Usar ropa de noche con cordones o cintas de más de 8 pulgadas (20 centímetros) de largo**—ya que pueden estrangular al infante. Lo mismo le aplicaría a la joyería.

Qué hacer cuando el bebé se despierta en la noche

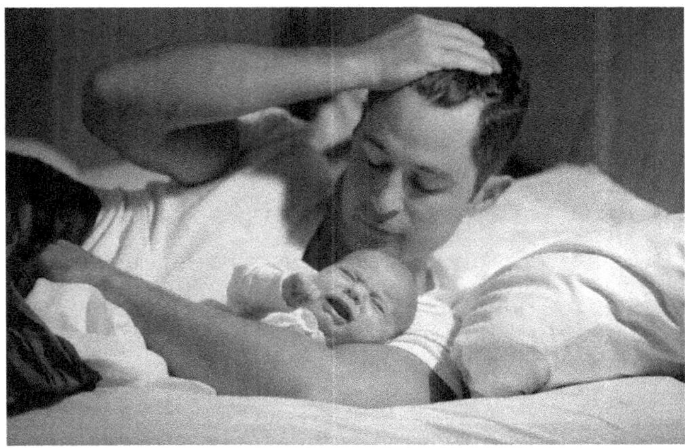

Cuando el bebé se despierte en la noche se recomienda intentar desarrollar técnicas que respeten las necesidades nocturnas del bebé, de forma que el bebé tenga confianza en los criadores, y sobre todo, que se sienta cómodo, y aprenda a volverse a dormir rápidamente. Mientras que algunos bebés se vuelven a dormir rápido, a otros (en especial a los de alta necesidad) necesitan que uno de los criadores los vuelva a dormir. Entre las técnicas que se recomiendan:

❖ **Colocar la mano sobre el bebé**—Muchas veces, si llegamos donde el bebé antes de que esté completamente despierto, se puede colocar la mano suavemente sobre la espalda o nalgas, lo que muchas veces hace que se vuelva a dormir rápidamente. Se recomienda que los movimientos sean suaves y rítmicos (como los latidos del corazón). Este tiende a ser un ritual que les funciona muy bien a los varones, ya que sus manos son más grandes.

- ❖ **Compartir la crianza nocturna**—es bien importante que los bebés se acostumbren a ambos criadores, en especial, a la hora de dormir (y volverse a dormir). De otra forma, si la crianza nocturna cae en un solo criador, este estará súper agotado de tener la carga solo. La participación de ambos criadores es esencial, en especial cuando se da el pecho; ya que el mismo hecho de lactancia, la pareja lactante pasa más tiempo en contacto el uno con el otro.

- ❖ **Descartar si hay un problema médico**—Cuando ninguna técnica para el dormir funciona, entonces se puede sospechar que quizás el problema sea uno de salud, que contribuya al despertar nocturno. Una de las mayores causas de despertar nocturno es el reflujo, como también las alergias a los lácteos que ingiere la lactante. Si el bebé no solo se despierta frecuentemente, sino que también se despierta con dolor, sería bueno comentárselo a su médico para que este diagnostique y trate la condición de forma apropiada.

Las siestas mejoran el sueño nocturno

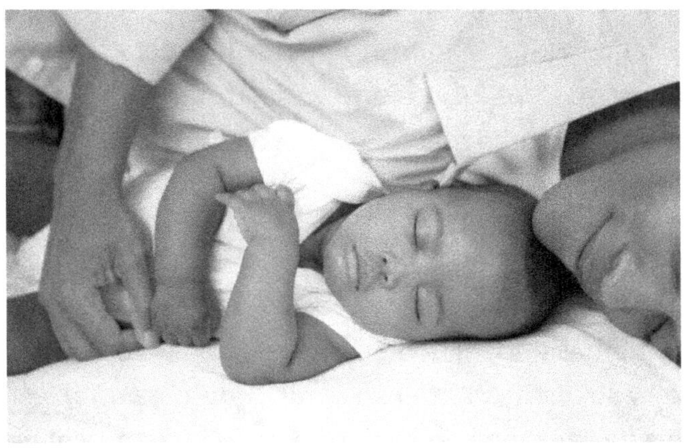

Muchas veces, el mayor error que cometen los criadores es intentar mantener al infante despierto lo más posible durante el día, de forma que duerma "toda la noche". Sin embargo, la mayoría podrá confirmar que, en lugar de ayudar, lo único que logran es empeorar la situación.

Estudios demuestran que, si satisfacemos la necesidad de siesta del bebé, de seguro mejoraremos el sueño nocturno de este. Por lo general, un bebé de 4 meses toma unas 4 siestas al día; uno de 6 meses toma unas 3 siestas al día; uno de 9 meses toma unas 2 siestas al día; uno de 12 meses toma 2 siestas al día; uno de 2 años toma 1 siesta al día; y los tres años posiblemente 1 siesta al día. Hay que tener en mente que estos números son aproximados y que, por lo general, algunos bebés toman más siestas que lo que antes mencionamos.

El momento en que el bebé toma la siesta también es importante. Por ejemplo, si el bebé toma la siesta demasiado tarde, definitivamente se le afectara el sueño nocturno. Así que los mejores momentos para tomar la siesta seria a media mañana, al medio día, y temprano en la tarde.

Los criadores pueden ayudar a que el bebé tome la siesta tan pronto el bebé muestra señales de cansancio. Si se espera demasiado, el bebé comenzará a "pelear con el sueño" y se le dificultará el dormir. Por lo general las señales de cansancio lo son por ejemplo, cuando el bebé disminuye las actividades, se calma, pierde el interés en las personas y en los juguetes, se frota los ojos, los ojos se ven nublados, lloriquea, bosteza, se recuesta, y pide el pecho. Para algunos bebés, aparte del pecho, le gusta en su rutina que le canten, o escuchar cierta música que lo induzca al sueño, o que lo mesan, etc.

La mejor hora para acostar al bebé a dormir

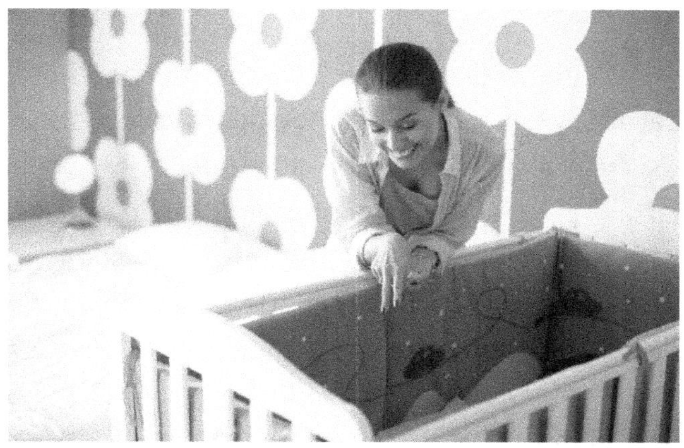

Muchos criadores piensan que, si acuestan al bebé tarde en la noche, este dormirá más tiempo porque está más cansado. Sin embargo, es todo lo contrario. El bebé entonces se encuentra agotado y privado de sueño, lo que resulta en un bebé molesto, llorón e irritable (*"fussy"*).

Por otra parte, el acostar al bebé demasiado temprano resultará en que se levantará demasiado temprano. Lo más recomendable es experimentar para ver cuál es el mejor momento para acostar al bebé. Si se está acostando a tu bebé demasiado tarde en la noche, se recomienda comenzar a adelantar la hora de dormir 30 minutos cada 3 a 4 días hasta que se encuentre cual horario ofrece mejores resultados.

También es de suma importancia vigilar las señales del bebé. Si este muestra señales de sueño, como irritabilidad, se frota los ojos, pierde el interés en los

juguetes y en las personas, bosteza, etc.), entonces este
está listo para irse a la cama.

Una vez el bebé está dormido, lo mejor es mantener la
casa callada, y la habitación donde duerme la bebé oscura,
para así crear el ambiente propicio al sueño. Si el bebé se
despierta al poco tiempo de haberse dormido (muchas
veces es porque su metabolismo confunde el sueño con
una siesta), se recomienda atenderlo rápidamente, de
forma que no se despierte por completo. Los criadores
pueden emplear cualquier método de rutina para
dormirlo, como el pecho, mecerlo, cantarle, etc.,
manteniendo la habitación a oscuras. Por lo general, esto
le da resultado de una mejor noche para toda la familia.

Consejos para Facilitar la Lactancia Nocturna

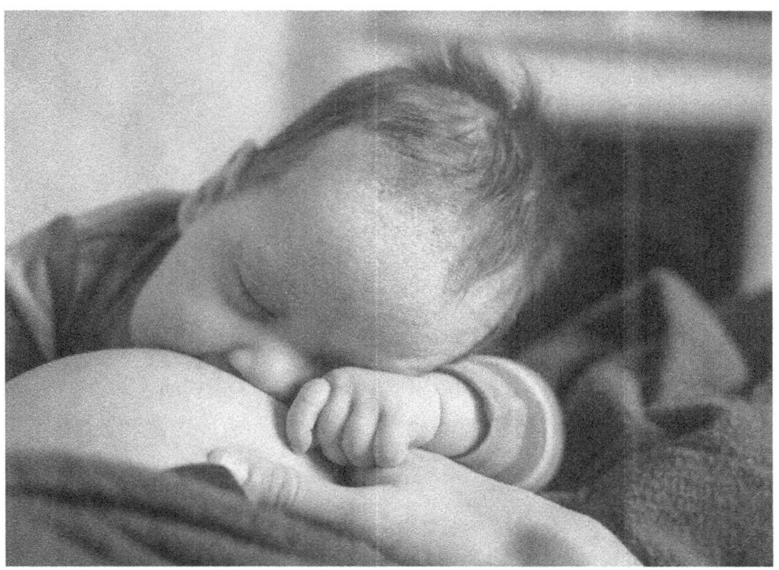

❖ **Conocer que la lactancia nocturna es importante.** El cuerpo de la lactante produce más prolactina (la hormona para producir leche) en las noches; así que las tetadas nocturnas ayudan a la producción.

❖ **La lactante debe encontrar una posición cómoda.** El amamantar recostada ayuda a la lactante a descansar mientras amamanta, aun cuando esta no se duerma.

❖ **Dormir en proximidad.** Esto facilita las alimentaciones nocturnas, como también reduce el riesgo de muerte de cuna.

❖ **No mirar el reloj.** El estar pendiente al reloj hace la lactancia más difícil para la madre (o persona lactante).

- ❖ **Ropa cómoda para lactar.** Esto da acceso fácil al pecho, como también la lactante está cómoda.

- ❖ **Luces apagadas.** Aun cuando el infante se despierte, es bueno mantener las luces apagadas, para fomentar que el infante se vuelva a dormir.

- ❖ **Ser organizados.** Se recomienda que se mantengan pañales limpios, agua de tomar y meriendas accesibles en la mesa de noche.

- ❖ **Tomar siestas cuando sea posible.** Lo ideal es aprovechar y dormir cuando el infante duerme. No es tan fácil cuando se tiene que atender otros hijos.

El dormirse en el pecho

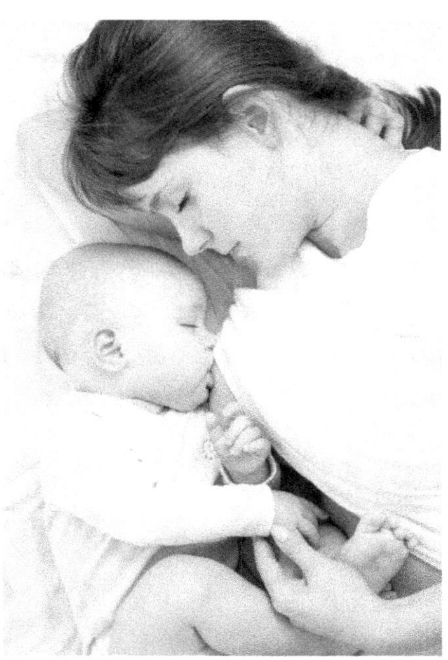

Lo más natural del mundo para un recién nacido es quedarse dormido mientras lacta del pecho (cerquita de su corazón). Con el tiempo el bebé comienza a asociar el pecho con dormirse, y esto llega a ser un patrón para él o ella.

Mientras que muchos "expertos" se refieren a esta práctica (de que el bebé se duerma en el pecho) como algo negativo, la realidad es que esta es la forma más natural, agradable y positiva que un bebé puede tener.

Sin embargo, en la etapa de destete, en especial de un bebé grandecito, donde la lactante desea mayormente

143

comenzar a eliminar las "tetadas nocturnas", la mejor
recomendación para "romper" este patrón es lactarlo
hasta cuando este casi dormido, pero acurrucarlo y
mimarlo hasta que se quede dormido, pero sin el pecho en
la boca.

Esto suena más fácil que hacerlo, pues la realidad es que
los primeros días el bebé va a protestar y querrá tener el
pezón de nuevo en la boca. En ese caso, ofrécele de
nuevo el pecho y vuélvelo a intentar. Pronto el bebé
aprenderá a dormir sin el pecho en la boca.

Cuando el bebé es de los que lacta toda la noche

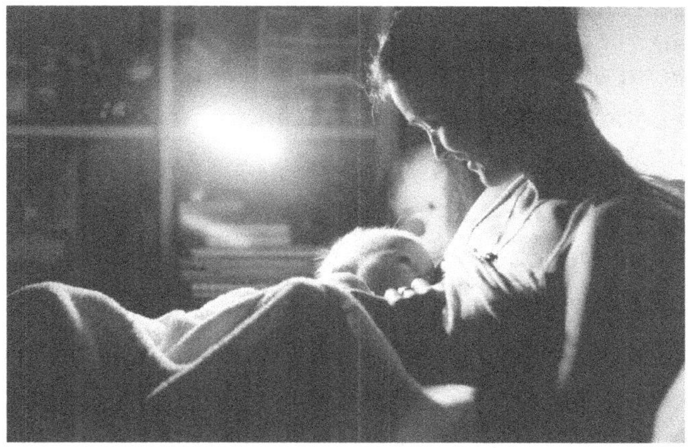

Se les conoce a los bebés que lactan "toda la noche" como bebés de alta necesidad *("fussy babies")*. Sin embargo, mientras el bebé satisface en el pecho todas sus necesidades, la lactante al otro día parece un zombi.

Todos los bebés llegaran a dormir toda la noche; de eso no hay duda. Sin embargo, cuando nos privamos del sueño y descanso nocturno, apenas podemos funcionar adecuadamente al día siguiente, resentimos al bebé, y toda la situación está causando tensión con el resto de la familia; causando problemas en el entorno familiar. En estos casos la solución es buscar cambios en el patrón de alimentación y de sueño del bebé.

<u>**Entre las recomendaciones para disminuir las alimentaciones nocturnas están:**</u>

❖ **Lactar al bebé más frecuente durante el día**—a veces el bebé esta tan entretenido durante el día, que apenas lacta (o la lactante está tan ocupada que se le "olvida" lactar). Entonces, durante la noche el bebé quiere "reponer" todo lo que no lacto durante el día (esto es bien común cuando hay separación de la pareja lactante por estudios o trabajo). En estos casos se recomienda que se busquen más oportunidades de lactar durante el día, y trata de hacer la teta menos atractiva de noche.

❖ **Aumentar el contacto piel a piel durante el día**—El porteo permite que el bebé tenga más contacto con el criador. Muchas veces, el bebé a partir de los 4 meses comienza a ser más independiente durante el día, pasando menos tiempo en contacto piel a piel con los criadores; y luego en la noche es cuando quiere recuperar el contacto perdido. A veces, los despertares nocturnos están asociados a cuando nosotros los criadores queremos forzar al bebé a que sea más independiente.   Muchos criadores han notado que los bebés tienden a despertarse más en la noche cuando comienzan a gatear o caminar.

❖ **Acostumbrar al bebé a como quedarse dormido sin el pecho**—Aquí es bien importante que la pareja también esté envuelta en la crianza nocturna. La pareja puede portear al infante o llevarlo en brazos, caminar con el bebé por la casa, o alrededor de la manzana. Una vez el bebé está profundamente dormido, se puede cambiar a su cuna o el lugar donde este suele dormir. De esta forma el bebé asociará al criador con el sueño, y no siempre con el pecho para quedarse dormido.

❖ **Esconder la teta en las noches**—En lugar de permitir que el bebé duerma con el pecho en la boca; una vez el infante se duerme, se desprende suavemente del pecho, de forma que este ni lo note. De esta forma el infante aprende a quedarse dormido sin el pecho.

❖ **Explicarle que no hay teta de noche**—Estas recomendaciones funcionan mejor en un trotón (el infante de un año o más). El explicarle al trotón que no hay pecho de noche, pero que sí habrá en la mañana, pues es hora de dormir, suele resultar. A muchos criadores les ha funcionado explicarles, "Las tetas se fueron a dormir". Un trotón suele comprender y asociar bastante bien estas explicaciones. De igual forma le puede decir que puede volver a lactar cuando salga el sol (de esta forma no esperara lactar si se despierta en medio de la noche).

❖ **Ofrecerle un sustituto**—muchos bebés lactados no aceptan con facilidad un sustituto al pecho. Esto puede ser una botella nocturna, o un bobo, o que el criador no lactante lo consuele en brazos.

❖ **Distanciamiento en las noches**—Si se practica el colecho, se puede ir sacando al trotón de la cama familiar, usando una cuna, o un futón, o un matress en el piso, o quizás que duerma con otro hermanito o hermanita. Es importante que mientras se hace esta transición, uno de los cuidadores se acueste a su lado para calmarlo si se despierta en medio de la noche. Mientras uno hace la transición del infante dormir fuera de la cama familiar, se le puede ofrecer el pecho para calmarlo. Otra alternativa es que el criador no lactante se acueste en la cama con el infante, mientras la lactante duerme en otra habitación.

El atender las necesidades nocturnas de los infantes NO los malcría

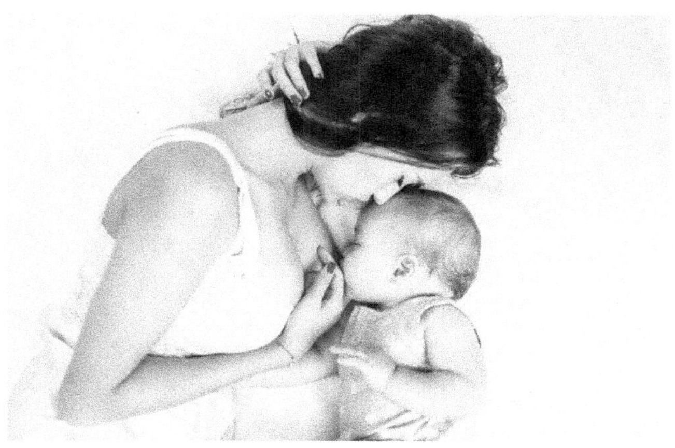

El que un infante sea dependiente de los criadores es la norma, y de ninguna forma es malcriar. Como criadores, es importante que respondamos de forma positiva a las necesidades de los infantes, sean diurnas o nocturnas. De igual forma, nuestro rol dentro de la crianza nocturna no es solo responder y atender a sus necesidades, sino también, identificar la situación, y manejarla de forma apropiada. Hay diferentes razones por las que un infante se puede despertar en las noches, que van desde frio, o calor, hambre, cambio de pañal, o simplemente porque necesita tenerte cerca.

Claro está, si deseamos que el infante vuelva a su rutina de sueño, cuando atendamos sus necesidades nocturnas debemos asegurarnos de no sobre-estimularlos, de forma que estos vuelvan a recuperar el sueño. Es decir, le vamos a hablar suave, pero no vamos a jugar, ni prender luces. De esta forma, pronto el infante reconocerá que las noches son para dormir, y el día es para interactuar.

La tetada de sueño

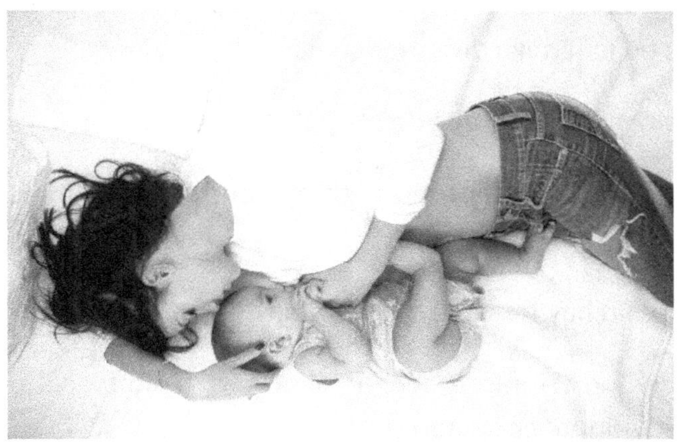

La tetada de sueño es cuando se alimenta al infante antes de que este se despierte (usualmente justo antes de que los criadores se vayan a dormir), de forma de que no se vuelva a levantar con hambre durante el resto de la noche. Se compara a llenar el tanque del auto, para no tener que parar a rellenarlo. Por ejemplo, si el infante se acuesta a las 8 pm, es muy común que este se despierte a pedir el pecho como a la 1 am (tengan en cuenta que para un infante dormir 5 horas corridas es dormir "toda la noche"). Pero si le damos una tetada de sueño entre las 10 pm y 12 am, es muy probable que el infante se despierte en la mañana, a una hora más razonable para los criadores.

Usualmente la "tetada de sueño" funcionan, ya que el infante aprende a hacer la mayoría de sus alimentaciones de día (al igual que nosotros los adultos), y a dormir de noche. Por otra parte, al alimentar al infante en medio de la noche ayuda a que este reciba las calorías que necesita, y no se despierte en medio de la noche, ayudando a que todos en la familia duerman mejor.

<u>Pasos para una "tetada de sueño"</u>:

- ❖ Ofrecerle el pecho al infante entre las 10 pm y 12 am

- ❖ No hay que levantar al infante; que lacte dormido

- ❖ Que el infante lacte al menos un mínimo de 5 a 10 minutos por lado

- ❖ Si el infante está dormido profundamente, podemos cambiar el pañal

- ❖ Una vez termine la tetada, se puede envolver al infante en su frisa ("swaddling") y acostarlo sobre la espalda

- ❖ Se puede utilizar sonidos de "ruido blanco" para fomentar que el infante se mantenga dormido

- ❖ Mantener la habitación oscura y en silencio

- ❖ Si el infante está envuelto en la sabana ("swaddle") no lo desenvuelva

- ❖ No cambiar el pañal a menos que esté sucio

NOTA: Las "tetadas de sueño" son beneficiosas ya que el infante recibe las calorías que necesita, a la vez que todos dormirán mejor en las noches. En caso de infantes alimentados con botella, sería la misma técnica, alimentando con la botella mientras el infante está semidormido.

<h1 style="text-align:center">El destete nocturno</h1>

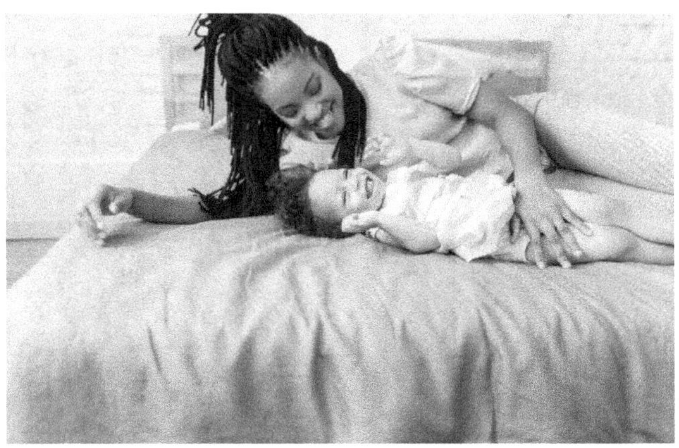

El destete nocturno solo es apropiado si el infante está listo. A través de los días, semanas y meses de atender las necesidades nocturnas de los infantes, descubrimos que la mejor forma de volverlo a dormir es dando el pecho o la botella. Pero de igual forma, llega el momento en que como criadores nos preguntamos si el infante se seguirá despertando por hambre, o si este puede pasar un mayor tiempo sin lactar o recibir la botella.

El primer factor para considerar antes de poner en práctica el destete nocturno es la edad del infante. En los primeros tres meses los infantes necesitan alimentarse frecuentemente, aunque la mayoría tiene la capacidad de dormir de seguido entre 3 a 5 horas. Ya entre el tercer y quinto mes, muchos criadores notan que el infante duerme "toda la noche" (intervalos de 5 o 6 horas de corrido). Y entre los 6 y 9 meses son muchos los infantes que ya no se levantan a pedir el pecho o la botella (y los que todavía lo hacen, usualmente se levanta solo una vez en la noche). Ya luego de los 12 meses, muchos criadores pueden considerar el destete nocturno.

Eliminando las tetadas nocturnas

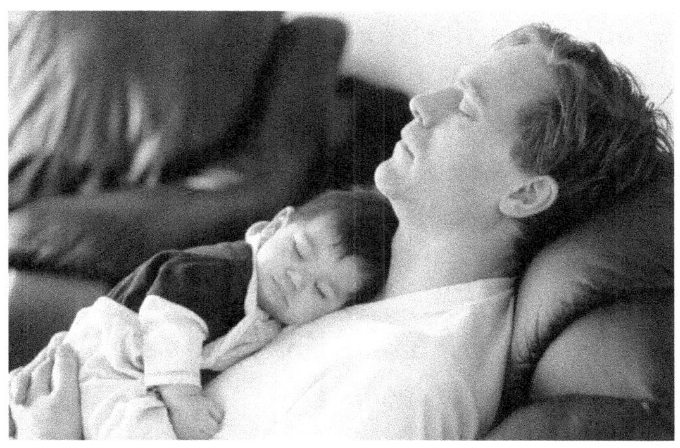

Antes de pensar en el destete nocturno, hay que tomar en consideración la edad del infante, la situación familiar, leer sobre el destete nocturno, e intentar diferentes técnicas de destete nocturno. Hay que tener claro que el destete nocturno NO conlleva ningún método de entrenamiento ni de dejar llorar al infante. Hay que tener en cuenta que la mayoría de los infantes se duermen en el pecho cuando amamantan; y por ende, eventualmente se acostumbran a dormirse con el pecho. La situación se presenta cuando el criador que amamanta desea o que el infante se quede dormido sin tener el pecho en la boca; o quiere comenzar el destete nocturno.

<u>**Para esto podemos intentar diferentes técnicas:**</u>

❖ **Método "sin lágrimas"**—Para desacostumbrar a que el infante se quede dormido con el pecho en la boca, una vez el infante está prácticamente dormido (sus succiones o paran o son más lentas), se le puede retirar el pecho, de la boca, y cerrar la boca del bebé con la mano. Al cerrar la boca del bebé, no se activa el instinto de succión; y por ende, no vuelve a pedir el pecho. A veces tenemos que hacerlo una y otra vez; pero eventualmente funciona.

❖ **Que el criador que no amamanta atienda las necesidades nocturnas del bebé**—Esto no quiere decir que no le vamos a dar el pecho antes de irse a dormir. Un bebé alimentado y satisfecho suele dormir mucho mejor que uno con hambre. Esto significa que cuando el infante este semi dormido luego del pecho, el otro criador pude tomarlo en brazos, mecerle y cantarle, hasta que se duerma profundamente (los puños se abren).

IV. El sueño del trotón

Los trotones no necesariamente duermen mejor

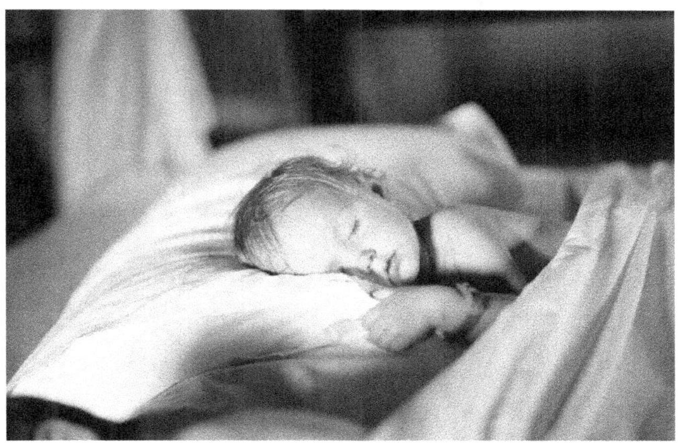

Muchos criadores se preguntan que si con el tiempo el infante va a dormir mejor. Sin embargo, esto no ocurre así necesariamente. El dormir del infante no está relacionado ni a su edad, ni a su peso, sino a la madurez de su sistema nervioso, es decir, su cerebro. Cada infante es único; y por lo mismo, cada patrón de sueño infantil es diferente. Mientras que algunos infantes duermen "bien" desde el principio, otros tardarán en dormir "toda la noche" hasta que tienen más edad. Sin embargo, según muchos pediatras la mayoría de los infantes estarían fisiológicamente listos para dormir "toda la noche" entre los 3 y 6 meses de vida. Y usualmente, mientras más edad, mejor duermen en las noches. Esto es así, porque mientras más edad, mayor es la madurez del cerebro infantil.

Por otra parte, aquellos infantes que sí durmieron "toda la noche" desde una edad temprana, de repente descubren que esto no significa que siempre será así. Es bien común que un infante que dormía "toda la noche" de repente comience a despertarse en las noches más frecuente, ya sea por una etapa de crecimiento, enfermedad, o algo que lo incomode o interrumpa su patrón de sueño (viaje, mudanza, etc.). También hay que tener en mente que, como parte del desarrollo, es bien común que los infantes, aun aquellos que por meses durmieron "toda la noche", de repente comiencen a despertarse frecuentemente, alrededor de los 9 meses de vida. Aunque no esté del todo claro, muchos expertos en la infancia temprana señalan que a esta edad comienzan las ansiedades de separación en los infantes, lo cual se refiere a cuando el infante comienza a diferenciarse de los criadores, y se vuelve irritable cuando está separado de estos. Una vez pasa esta etapa, la mayoría de los infantes retornan a dormir "toda la noche".

Regresión de sueño

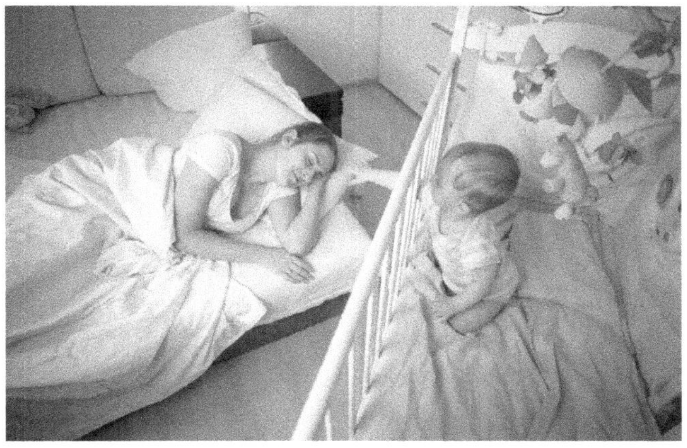

La regresión de sueño es cuando el infante que "dormía toda la noche" de repente comienza a despertarse con frecuencia. Muchos criadores describen esta etapa como si el infante se comporta como recién nacido. Por lo general ocurre por vez primera alrededor de los 9 meses; pero es más notable y duradera alrededor de los 18 meses (y el comportamiento de despertarse frecuente en las noches pude durar hasta los dos años).

La regresión de sueño es parte del desarrollo infantil, donde fácilmente podemos notar que durante el periodo de regresión es donde el infante conquista ciertas destrezas de desarrollo, como el habla, el caminar, trepar, dejar los pañales, etc. El consejo a los criadores es que durante esta etapa, en lugar de enfocarse en las "malas noches", mejor disfrútense estas nuevas etapas de desarrollo, y ser sobre todo PACIENTES. El manejo dentro de la crianza nocturna dentro de la etapa de regresión es el mismo...atender las necesidades nocturnas del infante.

Cómo lograr que el trotón duerma en su propia cama

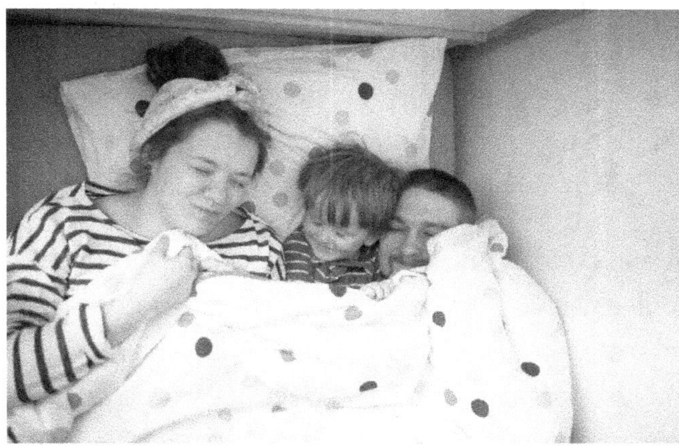

Es "normal" que muchos trotones, en especial los que colechan, le teman a dormir en su propia cama, o solos en su propia habitación. Estas son situaciones que le pueden causar ansiedad y hasta miedo a cualquier trotón. Adjunto algunas recomendaciones que le han funcionado a muchos criadores:

❖ **Compartir la cama hasta que se duerma**—A muchas familias les ha funcionado que uno de los criadores se acueste con el trotón, hasta que se duerma. Con el tiempo, el trotón se aclimata a dormir en su propia cama o en su propia habitación, y no hay que seguir con esta práctica.

❖ **Consistencia con la rutina**—El ser constantes con la rutina de la crianza nocturna ayuda a que el trotón sepa lo que le espera todas las noches.

❖ **Un cambio a la vez**—No podemos pretender que el trotón acepte demasiados cambios de lo que está acostumbrado. No es buena idea hacer el cambio a una nueva cama o habitación justo cuando nos acabamos de mudar a un nuevo hogar, o comenzó un nuevo cuido o escuela, o la llegada de un nuevo hermanito.

❖ **Que la crianza nocturna sea divertida**—A muchas familias les ha resultado crear la habitación o la cama del trotón como un castillo, o una pista de automóviles, o el juego de cama es de su personaje favorito. Todas estas cosas hacen la hora de dormir más divertida.

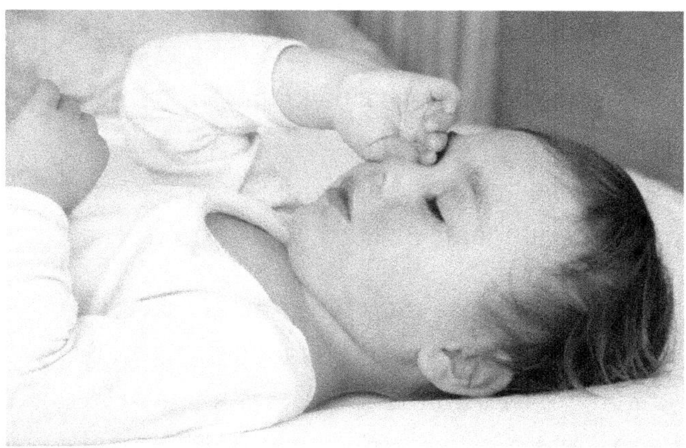

Muchos criadores asumen erróneamente que con el tiempo el infante dormirá más. Eso suele ser así en la mayoría de los casos, hasta que llegamos a la etapa de trotón.   El problema con el trotón es que estos suelen cansarse hasta el extremo, lo que a su vez causa que se vuelvan irritables, sin contar la lucha de poder y control que es común en esta etapa. Entre las razones por las que un trotón se puede rehusar a dormir están:

❖ **Cambio de cuna a cama transicional de trotón**—el cambio, ya sea de la cama familiar o de la cuna, a una cama transicional de trotón significa para muchos trotones "independencia nocturna"; es decir, ya el trotón no depende de que los criadores vengan a él o ella a atender sus necesidades nocturnas; ahora él puede llegar solito hasta los criadores. Por eso es importante que durante esta etapa los criadores sepan como atender adecuadamente esta situación. Si el trotón se sale constantemente de su cama, es importante que el criador lo retorne a la cama, sin regañarlo (y si es posible, ni hablarle). Lo más seguro habrá que hacer esto varias veces en la noche para que se quede en su cama, hasta que eventualmente este aprenda a quedarse en la cama y dormirse.

❖ **El trotón se levanta muy temprano en la mañana**— Muchos trotones son madrugadores (el levantarse tarde usualmente es común más con los adolescentes). Se puede llegar a un acuerdo con el trotón que este se puede quedar jugando en el cuarto, hasta que los criadores se levanten.

❖ **El trotón no le gusta su cama nueva**—Los infantes son seres de rutina, y es común que no le agraden los cambios. Para este, la cama familiar o la cuna es lo "familiar" y lo "cómodo". Con el tiempo se acostumbrará a su nueva cama.

❖ **Ansiedad de separación**—Alrededor de los 9 meses de edad, muchos infantes comienzan a tener ansiedad de separación, lo cual es totalmente "normal". Ya para los 18 meses, los criadores notan que la ansiedad de separación se vuelve aun mayor, acompañada de una regresión en el sueño nocturno (donde muchos criadores mencionan que el trotón de repente se comporta como recién nacido); lo cual también es totalmente "normal". En esta etapa se nos recomienda mantener las rutinas de dormir, y mantenernos calmados (si el trotón ve a los criadores agobiados por la situación, la ansiedad será aún mayor). Este no es el momento para hacer más cambios en la rutina del trotón. Mejor es esperar a que esta etapa pase.

❖ **Pesadillas y terrores nocturnos**—A partir de los 18 meses, muchos trotones comienzan a experimentar pesadillas. Y mientras que para nosotros los adultos el despertarnos de una pesadilla es un alivio, ya que notamos que fue solo un sueño; para un trotón es muy difícil el diferenciar entre una pesadilla y la realidad. Los criadores se deben mantener calmados y confortar al trotón, y asegurarles que solo fue un sueño. No es tan fácil calmar a un trotón, porque para este, sus miedos son reales. Pero el cómo manejemos estas situaciones le servirá de ejemplo al trotón a responder y manejar situaciones futuras.

❖ **Miedos a monstruos**—Desgraciadamente los trotones están expuestos constantemente a la idea de monstruos (desde programas, películas, y libros); y estos suelen "reaparecer" en la oscuridad, cuando la imaginación del trotón está desarrollándose. Hay que tener claros que el trotón no entiende el concepto de los que es real o es de mentiras. Algunos criadores resuelven la situación de miedos nocturnos con una pequeña luz; pero hay casos donde esto empeora el problema, ya que las sombras también pueden parecer monstruos. Algunos criadores recomiendan que le hablemos claro al trotón, y le expliquemos que los monstros no son reales. A otros criadores les ha funcionado el famoso "repelente de monstruos"; y mientras que esto hace que muchos trotones se sientan más seguros, por otra parte, esto refuerza la existencia de los monstruos.

❖ **Siestas muy tarde**—No hay duda de que las siestas son necesarias para mejorar el dormir nocturno. Sin embargo en la etapa de trotón, es muy difícil establecer las siestas, ya que estos tienen usualmente exceso de energía, lo cual dificulta que se relajen para una siesta. Y lo que se logra es que al final del día, el trotón caiga exhausto a dormir una siesta. Pero igual si nosotros tomamos una siesta muy tarde en el día, el trotón va a tener entonces problemas para acostarse en la noche. En este caso nosotros los criadores tenemos dos alternativas, o que tomen la siesta más temprano; o que la siesta en la tarde sea una corta (no más de media hora).

❖ **Demasiado cansado**—Un trotón que no toma siestas estará demasiado cansado, que es mucho peor que tomar una siesta demasiado tarde. Y mientras que es común que en la etapa de trotón todavía se tome una siesta al día (se recomienda una siesta al día hasta los 4 años), llega el momento en que muchos trotones saltan esa siesta. Es recomendable una buena siesta al día de unos 90 minutos. Un trotón demasiado cansado estará muy frustrado, y peleará con el sueño a la hora de dormir.

- ❖ **Hambre**—Debido a que los trotones son tan activos, su metabolismo es rápido; queriendo comer y merendar constantemente. En esta etapa, es importante que los criadores se fijen, no en cuanto come el trotón, sino la calidad de estos alimentos. Si el trotón se pasa todo el día comiendo dulces, chocolate, y meriendas comerciales (llenas de azúcar), este no está recibiendo suficiente proteína, lo que lo hará tener hiperactividad por consumir tanta azúcar, y dificultad para dormir, aun cuando esté cansado. Se recomiendan que las meriendas de los trotones sean de un carbohidrato acompañado de una proteína (como por ejemplo una galleta con queso o mantequilla de maní, yogurt).

- ❖ **Distracciones nocturnas**—Si el trotón escucha al resto de la familia hablando, o viendo televisión, estos quieren ser parte de la actividad. Tenemos que como criadores entender esto, y limitar las distracciones a la hora de dormir. A veces hay que hasta pretender que nuestras actividades nocturnas son aburridas.

Como ayudar al trotón a dormirse y mantenerse dormido

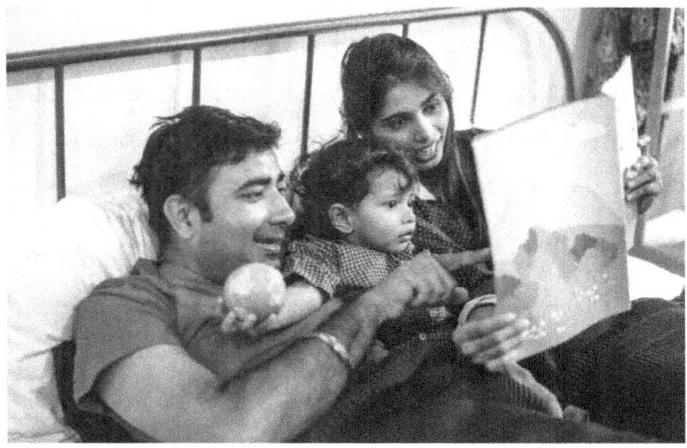

❖ **Establecer una rutina**—La regla es la misma no importa la edad del infante. Ya con el trotón la rutina de la crianza nocturna puede ser bañarse, lavarse la boca, ponerse los pijamas, leer un cuento, y luego acostarse (hay que recordar que esto se debe comenzar alrededor de dos horas antes de que al trotón le toque la hora de dormir). Lo más importante del ritual que establezcamos es la consistencia, ya que el trotón ya sabe que le espera todas las noches.

❖ **Ser consistentes con las reglas de crianza nocturna**—Se les recomienda a los criadores que tengan un "plan" para cómo van a atender esas "distracciones nocturnas", como el famoso vaso de agua, ganas de ir al baño, rehusarse a meterse en la cama, perretas, etc.

- ❖ **No perder la cordura**—Los criadores, aun cuando estén cansados y frustrados, no pueden perder la calma ni el control; de lo contrario, el trotón aprende como manipular las situaciones. Si sentimos que vamos a perder la calma, es mucho mejor respirar profundo y contar hasta 10.

- ❖ **Darle un poco de independencia con las decisiones nocturnas**—Los trotones necesitan sentirse que ellos tienen el control. Muchas veces las rabietas a la hora de dormir ocurren como resultado de su necesidad de ser independientes. Podemos ofrecer dos alternativas, como *"¿Quieres "x" o "y" pijama?"*; *"¿ Quieres que te lea "x" cuento o "y"?"*

- ❖ **Recompensar el buen comportamiento**—A los trotones les encantan las pegatinas. Podemos regalarle pegatinas a medida que se acueste sin protestar; y se mantenga en la cama. Si queremos hacerlo más espectacular, podemos establecer que cuando se lleguen a las 5 pegatinas, podemos ir por un mantecado.

- ❖ **Limitar las distracciones a la hora de dormir**—Dentro de la rutina de crianza nocturna aconsejamos incluir apagar la televisión dos horas antes de la hora en que queremos que se acuesten a dormir. La crianza nocturna y las noches son momentos para relajarnos y descansar. La televisión lo que hace es sobre estimular, lo que dificulta la crianza nocturna.

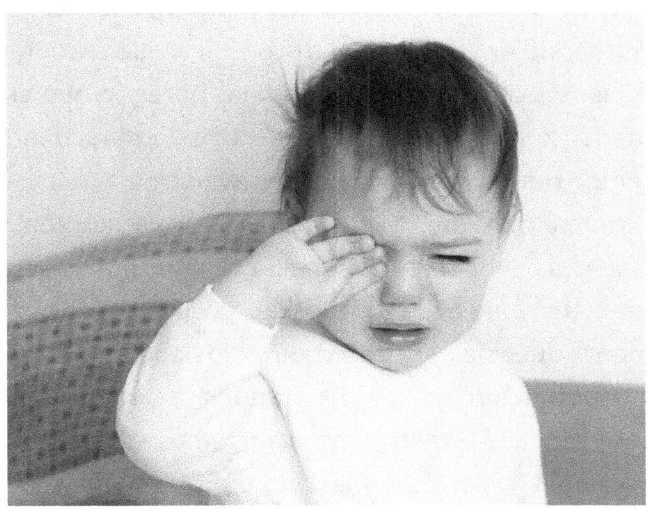

La etapa de trotón es una etapa divertida, pero a la vez difícil para los criadores, ya que es una etapa donde el trotón desea tener el control de todo, incluyendo la hora de dormir; mientras los criadores se sienten que les pasó un camión por encima. Sin embargo, hay muchas técnicas que le ha funcionado a otros criadores:

❖ **No comparar**—Cada infante es individual. No se recomienda estar comparando al infante con otros infantes; ni con las tablas de horas de siestas y de dormir según la edad. Estas tablas sirven como orientación, pero no quiere decir que cada infante la va a seguir al pie de la letra. Lo importante es encontrar una rutina que les funcione a ustedes como familia.

❖ **Llevar un diario de las actividades del trotón**—El llevar un diario de las actividades del trotón ayuda a ver mucho mejor la rutina del trotón. Se sugiere anotar las siguientes observaciones: como las horas en que el infante toma la siesta, o se acuesta a dormir; cuanto tiempo durmió; que actividades ayudaron a que durmiera más, etc. Mientras más datos se anoten, más esta lista ayuda a ver que realmente funciona. Esto también ayuda a identificar si el "problema" es que el infante duerme muy poco tiempo o nada de siesta; o si está durmiendo demasiado como para poder tomar siestas; o esté tomando la siesta demasiado en la tarde; o se esté acostando demasiado temprano; o si el ambiente (televisión, ruido, luces, distracciones) está afectando el dormir.

❖ **Considerar alimentos que ayudan al sueño**—Se habla que aquellos alimentos ricos en triptófano y el magnesio, ayudan a un mejor dormir. Entre los alimentos ricos en estos minerales están las almendras, las semillas de girasol, y el maní, que un infante las puede consumir como "mantequilla" (siempre y cuando no haya historial de alergias); lácteos, yogurt y guineo.

❖ **Dosis de aire, sol y juegos diarios**—Los trotones necesitan tiempo al aire libre para jugar, correr, trepar y explorar.

❖ **Ambiente de la habitación**—Los trotones duermen mejor si el ambiente de la habitación propicia el sueño; es decir, la habitación debe estar oscura, temperatura "ideal", y sin distracciones (se puede utilizar "ruido blanco" para ayudar a propiciar el sueño).

El trotón madrugador

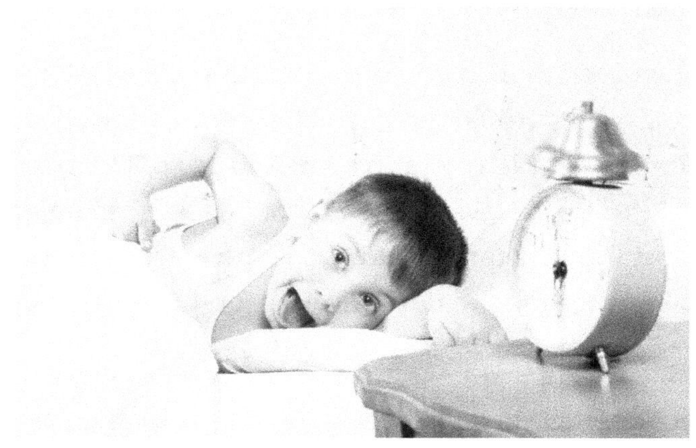

¿Quién necesita una alarma cuando hay un trotón disponible? Para esto hay una razón. Los trotones son madrugadores. Algunos se levantan antes del amanecer, ya que quizás la primera siesta es demasiado temprano (ayuda reajustar la hora de la siesta); y otros se despiertan como el gallo ya que son bien sensibles a la luz, o le molesta el pañal mojado. Si hay algo que puede ayudar mentalmente es que, en la adolescencia, cuando no se quiera levantar para ir a la escuela, y las mañanas sean una gran tortura, ¡¡¡extrañaran al trotón madrugador!!!

<u>Sugerencias para ajustar el sueño del trotón al resto de la familia (y poder dormir hasta más tarde)</u>:

- **Ajustar el horario de dormir**—si se suele acostar al trotón a las 7:00 pm y se levanta como el gallo; se puede intentar acostarlo a las 7:30 pm o 8:00 pm, a ver si entonces se levanta más tarde. (NO se recomienda acostarlo más tarde, ya que cuando el trotón esta sobre-cansado, no duerme ni mejor, ni más tiempo).

- **Controlar la luz**—ayuda a utilizar cortinas que bloqueen el sol en la habitación donde duerme el infante.

- **No levantarse inmediatamente cuando el trotón se levanta**—se recomienda esperar a veces hasta 15 minutos, para permitir que ellos jueguen solitos, o se vuelvan a dormir.

- **Atrasar el desayuno**—se puede posponer el desayuno hasta la hora "adecuada" para la familia; en lugar de solo preparar el desayuno del trotón al amanecer.

- **Cambiar las siestas**—si el trotón se está levantando a las 5:00 am, pero toma siesta a las 8:00 am, la siesta está siendo muy temprano. Se puede ajustar su "ciclo" acostándolo a la siesta cada día 10 minutos más tarde, hasta que la siesta de la mañana sea a las 10:00 am o 10:30 am. (Es normal que estén quisquillosos en los primeros días en lo que se ajustan a su cambio de horario).

El trotón que teme a la oscuridad

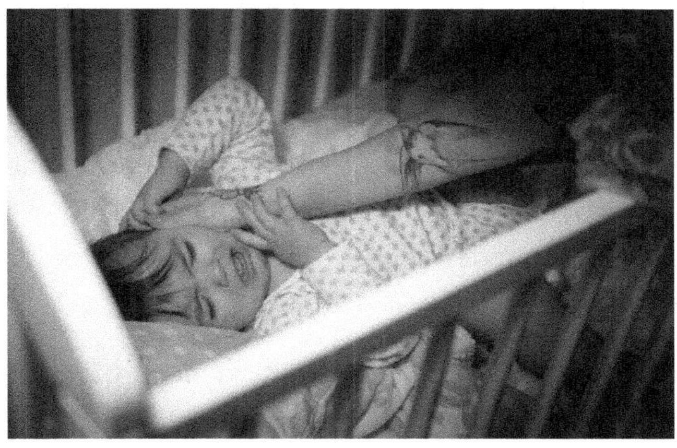

Este es el trotón que no duerme a menos que las luces
estén prendidas. Esto usualmente ocurre entre las edades
de 2-6 años, cuando la imaginación del trotón es más
activa. Y mientras que el tener una buena imaginación es
algo bueno, no es bueno que el trotón esté ansioso por las
noches. Los trotones piensan mucho las cosas, son
fantasiosos, y ya a esa edad conocen más del mundo y de
sus peligros. También hay que tener en cuenta que para
estas edades la memoria del trotón es mucho más larga, lo
que hace que algunas experiencias negativas creen
miedos. También, los trotones son copiones. Si escuchan
que alguien les tiene miedo a los monstruos o a la
oscuridad, ellos pueden decidir tener miedo también.

Es importante que los criadores ni se burlen ni critiquen al
trotón que tiene miedo a la oscuridad. El prender y apagar
las luces y mostrarle que su habitación se ve igual, estén

las luces apagadas o prendidas; o el asegúrale que era tan solo un sueño, y que no es real, aunque a nosotros los adultos nos parezca razonable, lo que puede hacerle al trotón es darle más miedo.

Hay que recordar que para un trotón estos pensamientos y sueños son bien reales; y si piensan que los criadores o cuidadores no pueden protegerlo, más miedo le da. Lo que sí se puede hacer es lo siguiente:

❖ **Reconocer sus miedos**—permitir que el trotón cuente que le da miedo.

❖ **Darle seguridad**—*"Estoy cerca por si me necesitas"*.

❖ **Hacer un compromiso**—una lamparita prendida puede disolver todos esos miedos del trotón.

❖ **Trabajar con su imaginación**—Se puede designar un juguete especial que sirva de "guardia de seguridad" para que los "monstruos" no puedan entrar. También le puedes dar un "amuleto" como una linterna, una varita mágica, o una botella llena de una "poción anti-monstruos".

❖ **Crear asociaciones placenteras**—si el trotón llama en medio de la noche, se recomienda considerar no encender la luz. Mejor sería confortarlo con las luces apagadas. Intentar el juego de cerrar los ojos e imaginarse cosas positivas (mantecados, castillos de área, etc.).

❖ **Aplaudir su valentía**—hacer un momento súper especial cuando el trotón conquiste sus miedos. Por ejemplo, si se duerme con las luces apagadas.

❖ **Evitar películas, programas o libros con situaciones de miedo.**

❖ **No asustarlo con comentarios como *"el cuco te va a comer"*.**

El trotón que se resiste a la siesta o a dormir

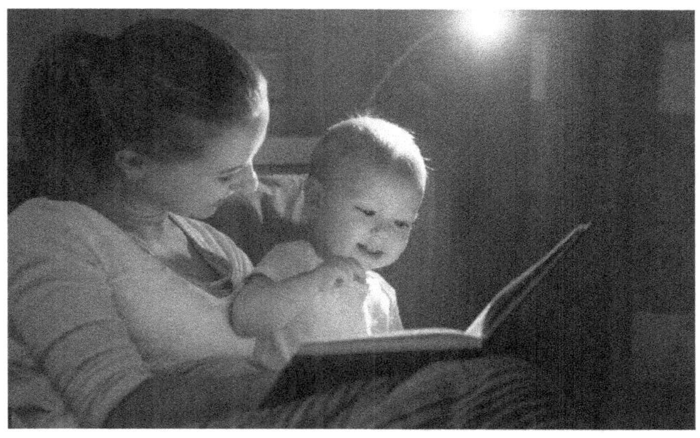

Este es el trotón que llora, gime, hay que arrástralo a la habitación, y una vez se logra meterlo en la cama, viene con 20 millones de excusas para evitar dormir. Esto ocurre porque para él trotón, el día está lleno de oportunidades; así que para él, el acostarse a dormir es perderse la acción. Y para complicar el asunto, en la etapa de trotón vienen los miedos, ansiedades, pesadillas, miedos a la oscuridad...así que es fácil resistirse a dormir. Sin embargo, un trotón que no duerme, es un trotón malhumorado, y que se frustra fácilmente, tanto con los criadores, como con otros trotones.

<u>**Lo que se recomienda hacer es:**</u>

- **Llevar una rutina de dormir y de levantarse**—esto ayuda a que el trotón se canse a la misma hora todos los días.

- **Que la hora de dormir sea algo que el trotón le guste**, haciendo rutinas que relajen al trotón (leer un cuento, cantar canciones, acurrucarse).

- **Aunque el trotón este metido en la cama, no insistir que se duerma.** Se recomienda mejor quedarse en la cama y escuchar música, leer un cuento solito, etc.

- **No usar la habitación como un lugar de castigo.** No queremos que asocie su habitación con algo malo.

- **Aburrirlo**—no se deben ignorar las peticiones del trotón de ir al baño *"por última vez"*, pero al hacerlo, debe ser rápido y sin mostrar emoción. Se recomienda contestarle todas las preguntas desde la puerta, y no fomentar largas conversaciones.

- **Prepararse de antemano para los pedidos de última hora**, como cerrar la puerta del closet o un vaso de agua.

- **Premiar el buen dormir**—se recomienda tener una tabla de pegatinas y colocar una cada vez que se acuesta sin problemas. Cuando se logren 5 pegatinas, se le puede ofrecer un premio.

La hora de la siesta del trotón

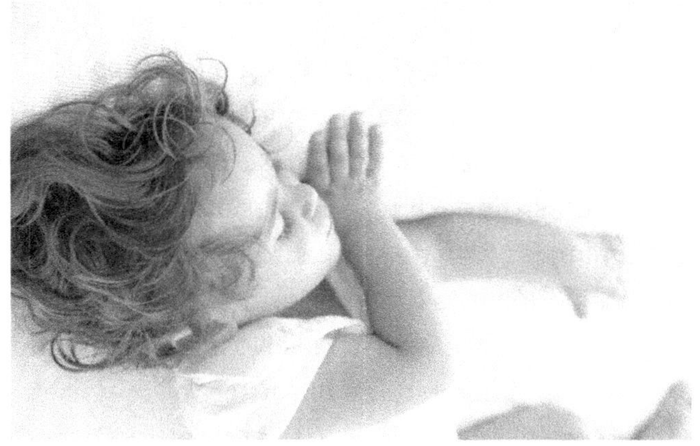

Por lo general se recomienda que un trotón de entre las edades de 2 a 4 años tome una siesta al día de unos 90 minutos aproximadamente. Sin embargo, esta es la misma edad donde los trotones comienzan a protestar las siestas; lo cual es un comportamiento "normal" para un trotón que busca ser independiente. Sin embargo, la resistencia a las siestas no es una señal de que el trotón está listo para dejar las siestas; ya que podemos notar que cuando un trotón salta la hora de la siesta, en las noches nos encontramos con un trotón irritable, con rabietas, batallando la hora de irse a la cama, como también el salir de la cama en la mañana. Por eso es por lo que las siestas son necesarias.

La etapa de trotón es una etapa de ser "independiente" y tener "control" sobre todo concerniente a el o ella. Es donde el trotón comienza a tener el control sobre las cosas que quiere y no quiere; como que comer, como vestirse, con quien va a jugar, se comienza a independizar del pañal, y decide cuando quiere ir o no al baño, etc.

La etapa de trotón es donde comienza el proceso de "exogestación", donde se teoriza que la cría humana nace relativamente "prematura" cuando se compara con crías de otros mamíferos. Es decir en palabras breves, que el infante humano es bien dependiente de los criadores; algunos dicen que hasta los 9 meses de vida; otros dicen que luego de los 18 meses de vida. Nosotros los criadores podemos notar los cambios en nuestra cría en esas etapas, como la famosa palabra "NO". Esta es una etapa donde el trotón quiere tener el control de todo, probando los límites de las reglas, incluyendo la hora de la siesta.

<u>Podemos identificar que el trotón sí necesita de su siesta si:</u>

- ❖ Es menor de tres años

- ❖ Es más irritable los días que no tomó siesta

- ❖ No duerme bien los días que no tomó siesta (pesadillas, terrores nocturnos)

- ❖ Duerme menos de 11 horas durante un periodo de 24 horas

NOTA: Si el trotón ya está listo para dejar las siestas, podemos intercambiar este periodo por el de jugar en silencio, ya sea coloreando, leyendo libros, rompecabezas o libro de pegatinas.

Cuando las siestas son cortas

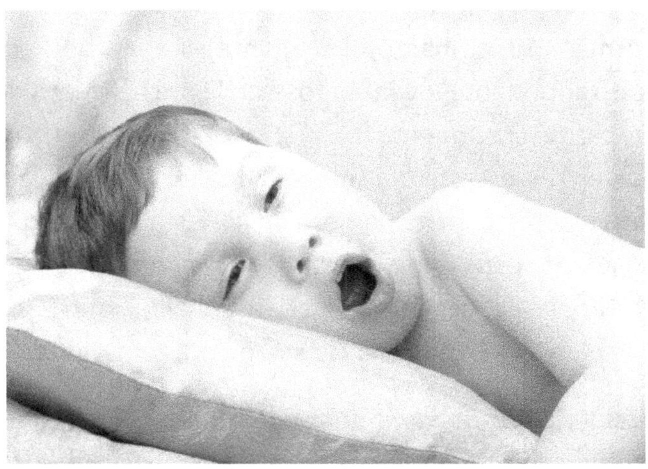

Mientras que pensamos que el tiempo "ideal" de una siesta es de unos 90 minutos (ciclo de sueño), de forma que el infante recupere su energía, y estabilice su humor. Sin embargo, hay infantes que se recuperan con siestas cortas de 20 o 30 minutos como máximo ("siestas poderosas"). Este no sería un problema si el infante se despierta con buen humor y recuperado. Sin embargo, si el infante no completo su ciclo de sueño, es bien común que se despierte molesto e irritable de la siesta. En estos casos se recomiendan los siguientes pasos:

❖ **Evaluar el sueño nocturno del infante**—Es normal que un infante de menos de tres meses se levante con frecuencia a amamantar o tomar biberón en las noches. Ya para los 6 meses se entiende que muchos infantes "duermen toda la noche", y aquellos que todavía no lo

hacen, se despierta una o dos veces en la noche. Esto
básicamente es lo que se consideraría un "buen
dormir". Sin embargo, si el infante está
constantemente levantándose en la noche (fuera de las
etapas de crecimiento, o enfermedad), es muy probable
que el infante esté durante el día tanto irritable como
cansado. Esto afecta la hora de la siesta, ya que cuando
un infante está sobre estimulado, el cuerpo segrega las
hormonas del estrés, cortisol y adrenalina, que hacen
que el infante no pueda relajarse para tomar una siesta.

❖ **Evaluar el despertar diurno del infante**—A veces el
problema es que el infante duerme demasiado durante
la noche, y no está suficientemente cansado durante el
día para tomar una siesta. Es "normal" que un recién
nacido puede pasar despierto entre una tetada y otra
entre media hora a 90 minutos; ya a los 6 meses de vida
pueda pasar despierto de dos a tres horas corridas; y en
la etapa de trotón entre 3-5 horas (dependiendo si toma
una siesta o dos al día).

❖ **Asegurarse de que no tiene hambre**—Igual que las
"tetadas de sueño", se recomienda que el infante haya
amamantado o tomado el biberón al menos 20-30
minutos antes de la siesta.

❖ **El lugar donde se va a tomar la siesta debe ser
apropiado**—Mientras que los infantes se pueden
quedar dormidos donde quiera, estos se benefician de

la siesta cuando el espacio donde toman la siesta es
libre de distracciones.

❖ **Establecer una rutina para la siesta**—Igual que la rutina
durante la crianza nocturna, la rutina de la siesta
consiste en hacer las mismas actividades, en el mismo
orden, de forma que estas sirvan como "señal" que es
hora de relajarse y tomar una siesta. La rutina puede
ser bajar las luces, leer un cuento, cantar una canción de
cuna, etc.). De igual forma, ayuda si el momento de la
siesta es a la misma hora todos los días.

En Resumen...

<h1 style="text-align:center">En resumen... ¿Qué hacer?</h1>

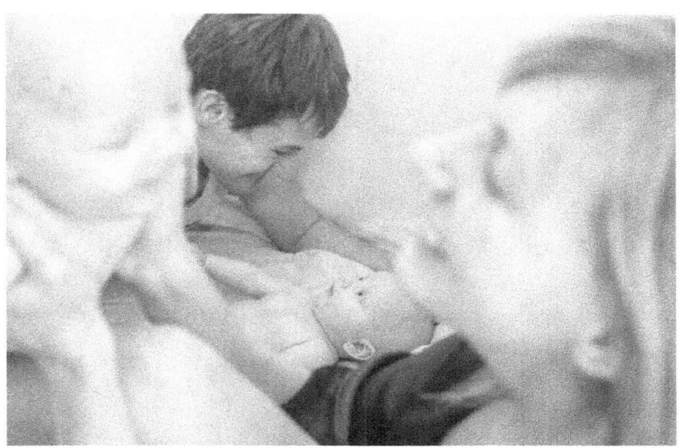

❖ Tener expectativas reales acerca del número de horas que puede dormir el bebé y las interrupciones.

❖ Llevar un registro del sueño del bebé. Esto es útil, ya que muchas veces percibimos las cosas de forma exagerada.

❖ Ya para los 4 meses del bebé podemos intentar que sueño diurno se convierta en sueño nocturno. Si el bebé hace un número excesivo de siestas durante el día, no dormirá tanto de noche.

❖ Dedicar tiempo a la cría, tanto de cantidad como de calidad. El tiempo que dediquemos es siempre importante, aun cuando no esté interaccionando con él. Los porteadores son utilizados alrededor del mundo, ya que conocen los beneficios de estos; lo único que le importa al bebé es estar cerca de sus criadores.

❖ No tener prisa. Cuando hay prisa, el infante lo notará, y más le costará relajarse y dormir.

❖ Ser consecuente. La repetición es parte del aprendizaje. No vale 'hoy una cosa y mañana la otra'.

❖ Crear un ambiente—luz no luminosa, ruido bajo, actividad de la casa silenciosa, vigilen la temperatura de la habitación, etc.

❖ Hacer el momento de dormir agradable; mecerlo, darle el pecho, cantarle, contar cuentos, etc.

❖ Utilizar técnicas de acuerdo con la edad. En el recién nacido, todo lo que se acuerda es de su vida uterina— tenerlo en brazos, envolverlo, mecerlo, cantarle, hacerle compañía; todo lo que haga que se sienta relajado. Hay que tener en cuenta que, para muchos bebés, el tener que ir a cuido diurno, o el cambio de habitación, tienden a ser cambios bruscos.

❖ Por último, si el infante llora, ATIENDALO. Para que el infante pueda dormir mejor, necesita estar seguro.

Referencias

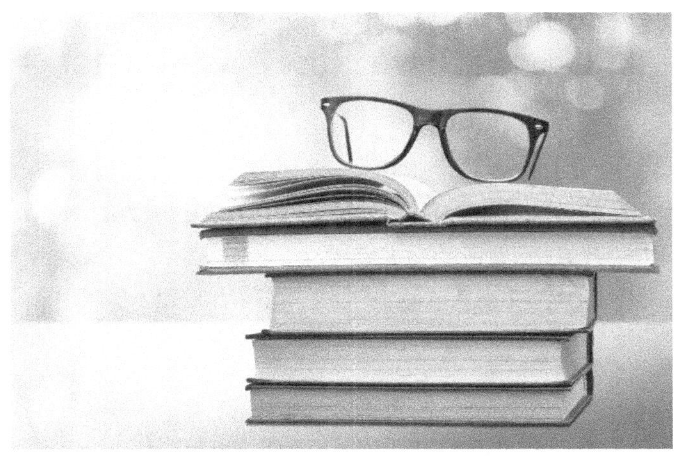

The association between baby care books that promote strict care routines and infant feeding, night-time care, and maternal-infant interactions.
Matern Child Nutr. 2019; 15(4):e12858 (ISSN: 1740-8709)

Harries V; Brown A

Safe sleep practices and sudden infant death syndrome risk reduction: NICU and well-baby nursery graduates.
Clin Pediatr (Phila). 2013; 52(11):1044-53 (ISSN: 1938-2707)

Fowler AJ; Evans PW; Etchegaray JM; Ottenbacher A; Arnold C

Early nighttime parental interventions and infant sleep regulation across the first year.
Sleep Med. 2018; 52:107-115 (ISSN: 1878-5506)

Voltaire ST; Teti DM

Creating a Safe Sleep Environment for the Infant: What the Pediatric Nurse Needs to Know.
J Pediatr Nurs. 2019; 44:119-122 (ISSN: 1532-8449)

Newberry JA

Discrepancies in maternal reports of infant sleep vs. actigraphy by mode of feeding.
Sleep Med. 2018; 49:90-98 (ISSN: 1878-5506)

Rudzik AEF; Robinson-Smith L; Ball HL

Exploring Lactation Consultant Views on Infant Safe Sleep.
Matern Child Health J. 2018; 22(8):1111-1117 (ISSN: 1573-6628)

Hodges NL; McKenzie LB; Anderson SE; Katz ML

Implications of Mothers' Social Networks for Risky Infant Sleep Practices.
J Pediatr. 2019; 212:151-158.e2 (ISSN: 1097-6833)

Moon RY; Carlin RF; Cornwell B; Mathews A; Oden RP; Cheng YI; Fu LY; Wang J

Health education intervention promoting infant safe sleep in paediatric primary care: randomised controlled trial.
Inj Prev. 2019; 25(3):146-151 (ISSN: 1475-5785)

McDonald EM; Davani A; Price A; Mahoney P; Shields W; Musci RJ; Solomon BS; Stuart EA; Gielen AC

Sleep-wake cycle of the healthy term newborn infant in the immediate postnatal period.
Clin Neurophysiol. 2016; 127(4):2095-101 (ISSN: 1872-8952)

Korotchikova I; Stevenson NJ; Livingstone V; Ryan CA; Boylan GB

Parental professional help-seeking for infant sleep.
J Clin Nurs. 2017; 26(23-24):5143-5150 (ISSN: 1365-2702)

Hsu PW; Wu WW; Tung YC; Thomas KA; Tsai SY

Exclusive breastfeeding at three months and infant sleep-wake behaviors at two weeks, three and six months.
Infant Behav Dev. 2017; 49:62-69 (ISSN: 1934-8800)

Figueiredo B; Dias CC; Pinto TM; Field T

An Integrated Analysis of Maternal-Infant Sleep, Breastfeeding, and Sudden Infant Death Syndrome Research Supporting a Balanced Discourse.
J Hum Lact. 2019; 35(3):510-520 (ISSN: 1552-5732)

Marinelli KA; Ball HL; McKenna JJ; Blair PS

Babies in boxes and the missing links on safe sleep: Human evolution and cultural revolution.
Matern Child Nutr. 2018; 14(2):e12544 (ISSN: 1740-8709)

Bartick M; Tomori C; Ball HL

Sleep-Related Infant Suffocation Deaths Attributable to Soft Bedding, Overlay, and Wedging.
Pediatrics. 2019; 143(5) (ISSN: 1098-4275)

Erck Lambert AB; Parks SE; Cottengim C; Faulkner M; Hauck FR; Shapiro-Mendoza CK

Infant sleep-wake behaviors at two weeks, three and six months.
Infant Behav Dev. 2016; 44:169-78 (ISSN: 1934-8800)

Figueiredo B; Dias CC; Pinto TM; Field T

Emotional availability at bedtime, infant temperament, and infant sleep development from one to six months.
Sleep Med. 2016; 23:49-58 (ISSN: 1878-5506)

Jian N; Teti DM

Newborn Safety Bundle to Prevent Falls and Promote Safe Sleep.
MCN Am J Matern Child Nurs. 2018; 43(1):32-37 (ISSN: 1539-0683)

Lipke B; Gilbert G; Shimer H; Consenstein L; Aris C; Ponto L; Lafaver S; Kowal C

Infant sleep and feeding patterns are associated with maternal sleep, stress, and depressed mood in women with a history of major depressive disorder (MDD).
Arch Womens Ment Health. 2016; 19(2):209-18 (ISSN: 1435-1102)

Sharkey KM; Iko IN; Machan JT; Thompson-Westra J; Pearlstein TB

Infant sleep and night feeding patterns during later infancy: association with breastfeeding frequency, daytime complementary food intake, and infant weight.
Breastfeed Med. 2015; 10(5):246-52 (ISSN: 1556-8342)

Brown A; Harries V

Infant Positioning, Baby Gear Use, and Cranial Asymmetry.
Matern Child Health J. 2017; 21(12):2229-2236 (ISSN: 1573-6628)

Zachry AH; Nolan VG; Hand SB; Klemm SA

Risk Factors for Sleep-Related Infant Deaths in In-Home and Out-of-Home Settings.
Pediatrics. 2016; 138(5) (ISSN: 1098-4275)

Kassa H; Moon RY; Colvin JD

Mother-Infant Room-Sharing and Sleep Outcomes in the INSIGHT Study.
Pediatrics. 2017; 140(1) (ISSN: 1098-4275)

Paul IM; Hohman EE; Loken E; Savage JS; Anzman-Frasca S; Carper P; Marini ME; Birch LL

Factors Associated with Parental Compliance with Supine Infant Sleep: An Integrative Review.
Pediatr Nurs. 2017; 43(2):83-91 (ISSN: 0097-9805)

Zundo K; Richards EA; Ahmed AH; Codington JA

Safe sleep, day and night: mothers' experiences regarding infant sleep safety.
J Clin Nurs. 2016; 25(19-20):2816-26 (ISSN: 1365-2702)

Lau A; Hall W